国家卫生和计划生育委员会"十二五"规划教材
全国高等医药教材建设研究会"十二五"规划教材
全国高职高专院校教材

供康复治疗技术专业用

康复治疗基础
实训指导与学习指导

主　编　姚万霞　周立峰

副主编　王俊华　徐冬晨

编　者（以姓氏笔画为序）

王丽岩（大庆医学高等专科学校）　　　　张翠芳（湖北省荣军医院）

王俊华（湖北医药学院附属太和医院）　　金翊思（哈尔滨医科大学附属第五医院）

李真岚（宁波卫生职业技术学院）　　　　周立峰（宁波卫生职业技术学院）

杨少华（桂林医学院）　　　　　　　　　姚万霞（江汉大学）

邹玮庚（湖北医药学院附属太和医院）　　徐冬晨（南京特殊教育职业技术学院）

辛　明（宝鸡职业技术学院）　　　　　　黄　为（金华职业技术学院）

U0284853

人民卫生出版社

图书在版编目（CIP）数据

康复治疗基础实训指导与学习指导/姚万霞，周立峰主编.
—北京：人民卫生出版社，2014
ISBN 978-7-117-20136-0

Ⅰ.①康…　Ⅱ.①姚…②周…　Ⅲ.①康复医学-高等职业
教育-教材　Ⅳ.①R49

中国版本图书馆 CIP 数据核字（2014）第 309223 号

人卫社官网　www.pmph.com	出版物查询，在线购书	
人卫医学网　www.ipmph.com	医学考试辅导，医学数据库服务，医学教育资源，大众健康资讯	

康复治疗基础实训指导与学习指导

主　　编：姚万霞　周立峰
出版发行：人民卫生出版社（中继线 010-59780011）
地　　址：北京市朝阳区潘家园南里 19 号
邮　　编：100021
E - mail：pmph @ pmph.com
购书热线：010-59787592　010-59787584　010-65264830
印　　刷：尚艺印装有限公司
经　　销：新华书店
开　　本：850×1168　1/16　印张：5
字　　数：138 千字
版　　次：2015 年 1 月第 1 版　2015 年 1 月第 1 版第 1 次印刷
标准书号：ISBN 978-7-117-20136-0/R·20137
定　　价：12.00 元
打击盗版举报电话：010-59787491　E-mail：WQ @ pmph.com
（凡属印装质量问题请与本社市场营销中心联系退换）

　　本书是国家卫生部和计划生育委员会"十二五"规划教材、全国高等医药教材建设研究会"十二五"规划教材、全国高职高专院校教材《康复治疗基础》的配套教材,据教材编委会的要求,本教材在编写过程中,主要根据主教材的教学目标、教学内容编写。我们力求做到突出高职高专学生注重技能培养要求的特点,为学生的实训课及课后学习提供指导,同时帮助学生对主教材的学习内容进行总结和巩固,也为学生自我检查学习效果和参加考试提供帮助。

　　本教材分为两个部分,第一部分为康复治疗基础实训指导,主要列有九个实训项目。实训指导分别对实训目的、时间、内容、方法、场地、步骤、工具、注意事项八个方面提出了具体详细的指导要求,便于师生在实训课中参考应用。第二部分为康复治疗基础学习指导,主要据主教材每章的内容分章节从内容精要、疑难解析、习题三个方面进行辅导。内容精要主要帮助学生总结本章节的重点内容,利于学生学习强化;疑难解析旨在帮助学生对教材中的难点进行理解消化,便于学生真正掌握理解教材内容。习题有选择题、名词解释、简答题,主要帮助学生自我检测学习效果,有利于学生掌握基本知识及基本技能,培养分析问题和解决问题的能力。

　　参加本教材编写的有江汉大学、宁波卫生职业技术学院、湖北医药学院附属太和医院、大庆医学高等专科学校、南京特殊教育职业技术学院、桂林医学院、宝鸡职业技术学院、湖北省荣军医院、哈尔滨医科大学附属第五医院、金华职业技术学院的专业教师和临床康复专家,在编写过程中,也得到了各编者所在院校的大力支持,谨在此表示衷心的感谢!

　　在编写过程中,我们全体编写人员虽然殚精竭虑,但是由于水平有限,难免存在不足之处,恳请广大师生和读者提出宝贵意见,以便及时修改、完善。

姚万霞

2014 年 10 月

3

第一部分 实训指导

第二部分 学习指导

第一部分 实训指导

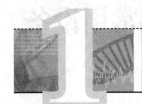

实训一

康复医学的工作方式和流程

【目的】

1. 掌握:掌握康复医学的工作方法——康复协作组。

2. 熟悉:康复医学专业人员的职责。

3. 了解:康复病房、康复门诊、社区康复工作流程。

【时间】

2 学时。

【场所】

教学医院康复医学科病房、门诊及治疗室。

【方法】

教师讲解结合模拟操作演示。

【工具】

教学医院康复医学科工作制度及工作流程牌。

【内容】

1. 康复医学各专业人员的职责。

2. 康复病房、康复门诊工作流程。

3. 康复协作组的工作方法。

【步骤】

1. 以小组为单位,由指导老师介绍康复医学各专业人员的组成及具体工作职责。

2. 结合工作流程牌,分别讲解康复门诊及康复病房的工作流程。

3. 参观各治疗室,由指导老师讲解常用功能评定设备、治疗与训练设备的名称及功能,可结合临床,对常用设备进行实际操作演示。

4. 在指导教师的指导下分成若干小组模拟康复协作组工作场景。

5. 教师进行总结归纳。

【注意事项】

1. 出行注意交通安全。

2. 穿工作服,注意衣帽整洁,仪表端庄。

3. 注意遵守医院纪律,服从带教老师管理。

(王俊华 邹玮庚)

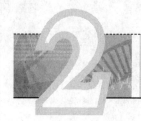

实训二

康复医学科的设置和常用设备

【目的】

1. 掌握:康复医学科常用设备。

2. 熟悉:康复医学科的组成部分及人员组成。

3. 了解:康复医学科诊疗场地与设施。

【时间】

2 学时。

【场所】

教学医院康复医学科病房、门诊及治疗室。

【方法】

教师讲解结合实际操作演示。

【工具】

康复科功能评定设备、治疗与训练设备。

【内容】

1. 康复科的组成部分及人员组成。

2. 康复科诊疗场地与设施。

3. 康复科常用设备。

【步骤】

1. 以小组为单位,由指导老师介绍康复医学科组成部分及人员结构。

2. 参观教学医院康复医学科。

3. 参观各治疗室,由指导老师讲解常用功能评定设备、治疗与训练设备的名称及功能,可结合临床,对常用设备进行实际操作演示。

4. 教师进行全面总结。

【注意事项】

1. 出行注意交通安全。

2. 穿工作服,注意衣帽整洁,仪表端庄。

3. 注意遵守医院纪律,服从带教老师管理。

(张翠芳　邹玮庚)

实训三

治疗处方及记录书写

【目的】

1. 掌握:康复治疗处方的书写方法。

2. 熟悉:康复治疗记录的书写方法。

3. 了解:康复医学科门诊及住院病历书写方法。

【时间】

2 学时。

【场所】

教学医院康复医学科病房、门诊及治疗室。

【方法】

教师讲解结合电子病历系统操作演示。

【工具】

教学医院康复医学科住院、门诊病历及康复处方、记录单、电子病历系统等。

【内容】

1. 康复治疗处方的书写。

2. 康复治疗记录的书写。

3. 康复医学科门诊及住院病历书写。

【步骤】

1. 在教学医院康复医学科,由指导老师组织学习康复门诊、住院病历书写方法。

2. 在教学医院康复医学科,由指导老师实地结合实例讲解康复治疗处方及治疗记录书写方法。

3. 在指导教师的指导下,结合实际病例书写完整的康复住院、门诊病历,书写康复治疗处方及治疗记录。

4. 教师进行总结归纳。

【注意事项】

1. 出行注意交通安全。

2. 穿工作服,注意衣帽整洁,仪表端庄。

3. 注意遵守医院纪律,服从带教老师管理。

(张翠芳　邹玮庚)

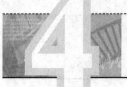

实训四

婴儿运动功能发育实训

【目的】

1. 掌握：婴儿各种反射检查方法、各阶段姿势特点、关节被动活动检查方法。

2. 熟悉：婴儿精细运动特点。

3. 了解：婴儿运动发育的影响因素和评定方法。

【时间】

6 学时。

【场所】

托幼机构、社区、儿童门诊部。

【方法】

根据情况选择：观察法、实践操作。

【工具】

1. 床、量角器等。

2. 1 英寸大小立方体。

【内容】

1. 婴儿原始反射检查方法。

2. 婴儿立直反射检查方法。

3. 婴儿平衡反应检查方法。

4. 婴儿期姿势运动发育过程。

5. 婴儿精细运动发育过程。

6. 婴儿手眼协调能力发育过程。

7. 婴儿关节活动度检查。

【步骤】

1. 以小组为单位，观察不同月龄婴儿运动发育（包括以上所有内容）。

2. 询问婴儿运动发育。

3. 对婴儿的运动发育进行测评、记录、分析。

4. 分组进行汇报、点评。

5. 了解各类评定量表及工具。

6. 教师进行全面总结。

【注意事项】

1. 询问婴儿运动发育情况，应以与婴儿生活在半年以上的家庭成员为对象，最佳为父母。

2. 对婴儿进行检查时动作要轻柔，如婴儿抵抗，应马上停止，做好记录。

（金翊思）

实训五

婴儿认知功能发育实训

【目的】

1. 掌握：婴儿认知发育过程。

2. 熟悉：婴儿认知发育特点。

3. 了解：婴儿认知发育评定。

【时间】

4 学时。

【场所】

托幼机构、社区、儿童门诊部。

【方法】

根据情况选择：观察法、谈话法、问卷调查法。

【工具】

1. 积木、设备、各种味道的食物、小音箱、布、球、手电筒等。

2. 常用的认知发育评定量表及评定工具。

【内容】

1. 婴儿认知功能发育过程（记忆、注意、思维、学习）。

2. 婴儿感知的发育（视觉、味觉、听觉、皮肤感觉、形状、深度、情绪）。

3. 婴儿视觉功能评定。

【步骤】

1. 以小组为单位，观察不同月龄婴儿认知的发育顺序。

2. 询问婴儿认知发育。

3. 对婴儿的认知发育进行测评、记录、分析。

4. 分组进行汇报、点评。

5. 了解各类评定量表及工具。

6. 教师进行全面总结。

【注意事项】

1. 询问婴儿认知发育情况，应以与婴儿生活在半年以上的家庭成员为对象，最佳为父母。

2. 对婴儿进行检查时动作要轻柔，如婴儿抵抗，应马上停止，做好记录。

（金翅思）

实训六

婴儿情绪情感及社会功能发育实训

【目的】

1. 掌握:婴儿情绪情感发育过程。

2. 熟悉:婴儿情绪情感发育特点。

3. 了解:婴儿情绪情感发育评定。

【时间】

4 学时。

【场所】

托幼机构、社区、儿童门诊部。

【方法】

根据情况选择:观察法、谈话法、问卷调查法。

【工具】

1. 积木、设备、各种味道的食物、小音箱、布、球、装有小动物的小盒、玩具枪、注射器等。

2. 常用的认知发育功能评定量表及评定工具。

【内容】

1. 婴儿情绪情感发育过程(哭、笑、恐惧、兴趣)。

2. 婴儿亲子交往/依恋发育过程。

3. 婴儿同伴交往发育过程。

4. 婴儿情绪和社会行为发展阶段。

5. 观察或通过询问了解婴儿情绪的社会性参照、亲子交往、依恋、情绪的自我调节、社会性微笑。

6. 采用试验法对婴幼儿基本情绪进行评定。

【步骤】

1. 以小组为单位,观察不同月龄婴儿情绪情感的发育顺序。

2. 询问婴儿情绪情感发育。

3. 对婴儿的情绪情感发育进行测评、记录、分析。

4. 分组进行汇报、点评。

5. 了解各类评定量表及工具。

6. 教师进行全面总结。

【注意事项】

1. 询问婴儿情绪情感发育情况,应以与婴儿生活在半年以上的家庭成员为对象,最佳为父母。

2. 对婴儿进行检查时动作要轻柔,如婴儿抵抗,应马上停止,做好记录。

(金翊思)

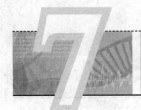

实训七

幼儿期发育实训

【目的】

1. 掌握：幼儿言语语言发育特点、幼儿认知功能发育特点。

2. 熟悉：幼儿言语语言发育过程、幼儿认知功能发育过程。

3. 了解：幼儿言语语言的发育评定及异常发育、幼儿认知功能的发育评定及异常发育。

【时间】

建议4学时（各校视实际情况调整课时）。

【场所】

托幼机构、社区、儿童门诊部或康复实训室。

【方法】

根据情况选择：观察法、谈话法、评定量表法。

【工具】

1. 视频资料、录音设备、多媒体设备等。

2. 常用的言语发育评定量表及评定工具，如儿童沟通发育量表、Peabody图片词汇测验工具、语言发育迟缓检查量表等。

3. 常用的认知功能发育评定量表及评定工具，如格塞尔发育诊断量表、丹佛发育筛查测验表、贝利婴儿发育量表等。

【内容】

1. 幼儿句长、句型的正常发育顺序与特点。

2. 幼儿言语语言发育功能评定。

3. 幼儿常见的语言发育迟缓及其他异常情况。

4. 幼儿认知功能发育的评定。

5. 幼儿常见的认知功能异常发育。

【步骤】

1. 以小组为单位，观察不同年龄言语发育特点及认知发育特点。

2. 与部分幼儿交谈，询问儿童日常生活情况及兴趣爱好等。

3. 与幼儿家长或老师沟通好，运用量表或图片进行评定记录。

4. 讨论分析儿童言语发育特点及异常情况。

5. 讨论分析幼儿感知觉、记忆、注意与思维发育特点及异常情况。

6. 分组进行汇报、教师点评总结。

【注意事项】

1. 询问谈话前需与幼儿家属或老师沟通好，以免引起误会。

2. 条件允许下做好摄像、录音、评定记录等。

（徐冬晨）

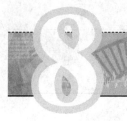

实训八

学龄前期和学龄期发育实训

【目的】

1. 掌握:儿童运动功能的正常发育顺序与特点及儿童运动功能发育评定。

2. 熟悉:学龄前期和学龄期常见的运动功能异常发育及学龄前期和学龄期儿童认知功能发育的评定。

3. 了解:学龄前期和学龄期儿童常见的认知功能异常发育。

【时间】

建议4学时(各校视实际情况调整课时)。

【场所】

妇幼保健院、儿科康复门诊或病房。

【方法】

根据情况选择:观察法、访谈法、量表评定法。

【工具】

1. 视频资料、录音设备、多媒体设备等。

2. 常用的言语发育评定量表及评定工具,如运动能力评定量表(FMFM量表)、GMFM-88项量表、功能独立性量表(FIM量表)、Peabody量表等。

3. 常用的认知功能发育评定量表及评定工具,如中国-韦氏幼儿智力测验格塞尔婴幼儿发展量表、儿童适应行为量表等。

【内容】

1. 学龄前期儿童运动功能的正常发育顺序与特点。

2. 学龄前期儿童运动功能发育评定。

3. 学龄前期儿童常见的运动功能异常发育。

4. 学龄前期和学龄期儿童认知功能发育的评定。

5. 学龄前期和学龄期儿童常见的认知功能异常发育。

【步骤】

1. 以小组为单位,观察不同年龄运动功能发育特点及认知发育特点。

2. 与部分儿童交谈,了解儿童日常生活自理情况及儿童认知功能发育情况。

3. 与儿童家长或老师沟通好,运用量表或图片进行评定记录。

4. 讨论分析儿童运动功能发育特点及异常情况。

5. 讨论分析儿童感知觉、记忆、注意与思维等发育特点及异常情况。

6. 分组进行汇报,教师点评总结。

7. 撰写实训记录,要求格式规范、内容详实、评定结果分析正确。

【注意事项】

1. 询问谈话前需与儿童家属或老师沟通好,以免引起误会。

2. 条件允许下做好摄像、录音、评定记录等。

(王丽岩)

9 实训九

成人期发育实训

【目的】

1. 掌握:青年期、中年期和老年期生理和心理变化特点、异常表现。

2. 熟悉:青年期、中年期和老年期生理与心理发育的影响因素。

3. 了解:老年期常见疾病及表现。

【时间】

建议 4 学时(各校视实际情况调整课时)。

【场所】

高校、社区、养老院。

【方法】

观察法、访谈法、问卷调查法。

【工具】

视频资料、录音设备、问卷等。

【内容】

1. 青年期生理与心理发育特点及其影响因素。

2. 中年期生理变化和心理的变化特点、影响因素及异常表现。

3. 老年期的生理发育特点。

4. 老年期心理变化的影响因素及常见疾病。

【步骤】

1. 以小组为单位,对青年人、中年人、老年人进行观察和访谈,了解他们的生活情况。

2. 以问卷调查的形式了解青年期、中年期及老年期的心理变化特点及其影响因素。

3. 讨论分析青年期、中年期及老年期的生理及心理的变化特点及其影响因素和异常表现。

4. 分组进行汇报、教师点评总结。

【注意事项】

1. 访谈和进行问卷调查前需与被访谈者沟通好,以免引起误会。

2. 条件允许下做好摄像、录音、评定记录等。

(李真岚)

第二部分 学习指导

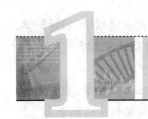

第一章

概 述

一、内容精要

（一）基本概念

1. 康复　康复是指综合、协调地应用各种措施，以减少病、伤、残者的身体、心理和社会的功能障碍，发挥病、伤、残者的最高潜能，使其能重返社会，提高生存质量。所以，康复是使残疾者和功能障碍者恢复功能、恢复权利的过程。

2. 康复医学　康复医学是医学的一个重要分支，是一门具有独立的理论基础、功能评定方法、治疗技能和规范的医学应用学科，旨在加速人体伤病后的恢复进程，预防和（或）减轻其后遗功能障碍程度，帮助病、伤、残者回归社会，提高其生存质量。

现代康复医学的核心思想是全面康复、整体康复，即不仅在身体上而且在心理上使病、伤、残者得到全面康复。不仅要保全生命，还要尽量恢复其功能；不仅要提高其生活质量，使其在生活上自理，还要使其重返社会，具有职业并在经济上自立，成为自食其力和对社会有贡献的劳动者。

3. 康复医学的基本原则　"功能训练、早期同步、主动参与、全面康复、团结协作、回归社会"。在疾病早期进行康复评定和康复训练，要与临床诊治同步，鼓励患者主动参与而不是被动地接受治疗，对于功能缺失无法或较难恢复的患者要进行功能重建，以康复医学特有的团队方式对患者进行多学科、多方面的综合评定和处理，以期达到全面康复，实现康复最终目标。

4. 全面康复　为了实现残疾人享有平等机会和重返社会的目标，采用医学康复、康复工程、教育康复、职业康复、社会康复等多种康复手段，使残疾人身体功能、心理、社会、职业和经济能力都得到最大限度的恢复、代偿或重建，获得重返社会的能力，称为全面康复。

5. 康复的程度　是指病伤残者经全面康复后所达到的最终结局标准。各种因素都可影响康复的程度，这些因素包括功能状况、心理状况、康复服务的措施及服务的质量、社会因素等。康复程度的高低决定了患者能否重返社会、与社会相结合。

（二）康复的对象

康复医学着眼于整体全面康复，服务对象为各种长期功能障碍的患者，包括残疾人、各种慢性病患者、老年人、急性病恢复期的患者及亚健康人群。这些患者的功能障碍不仅与生理功能相关，还与社会、心理、职业、环境因素等诸多因素有关。

（三）康复医学的服务形式

康复医学服务形式采取多学科和多专业联合作战的方式，共同组成康复团队，包括学科间团队与学科内团队。团队会议模式是传统的康复医疗工作方式,团队会议一般由康复医师召集,各专业和学科分别针对患者功能障碍的性质、部位、严重程度、发展趋势、预后、转归等提出近、中、远期的康复治疗对策和措施,然后由康复医师归纳总结为一个完整的、分阶段性的治疗计划,由各专业人员分头付诸实施。

(四)康复医学的主要内容

康复医学是一门跨学科的独立医学学科,发展已基本成熟。它包括康复基础学,如解剖学、生理学、人体发育及运动学等;康复功能评定;康复治疗学;临床康复治疗和社区康复。

(五)康复功能评定

康复评定的主要内容包括:①运动功能评定,如肌力、肌张力、反射、关节活动度、步态分析、平衡与协调功能、感觉功能、心肺运动试验等评定;②生物力学评定;③日常生活活动能力与社会功能评定,包括日常生活活动能力评定和生活质量评定;④脑高级功能评定,包括言语功能评定(语言功能障碍筛选、失语症、构音障碍、语言发育迟缓评定等)、吞咽功能评定、心理功能评定(认知功能、知觉、智力、人格、情绪评定等)等;⑤神经生理功能检查,如肌电图、神经传导速度测定、诱发电位、低频电诊断等;⑥康复医学特殊问题的评定,如压疮、疼痛、二便和性功能等的评定;⑦环境评定;⑧就业前评定。

二、疑 难 解 析

康复、医学康复与康复医学的区别和关联

在国际上,"康复医学"和"物理医学与康复"(physical medicine & rehabilitation)这两个名词是同义语,在美国、加拿大等国用"物理医学与康复",其他各国则多采用"康复医学"这个名称。康复、医学康复与康复医学之间虽有某些交叉和重叠,但在性质、对象、目的、方法等方面均有差别,如表1所示。

表1 康复、医学康复与康复医学的区别和关联

	康复	医学康复	康复医学
性质	综合性事业	是康复的一个领域	有明确范畴的学术体系
对象	一切永久性残疾者	医学技术能处理的某些残疾者	运动障碍和与之相关联的功能障碍者为主
目的	恢复残疾者的功能和权利,让他们与健全人平等地参与社会	改善残疾者的功能或为其后的功能康复提供条件	恢复残疾者的功能,为他们重返社会创造基本的条件
方法	医学、工程学、教育学、社会学的相关技术	医学诊疗方法和康复医学的专门技术	康复医学的专门诊疗技术
负责人员	残疾人工作者约请和组织医学卫生人员(含康复医学人员)、工程技术人员、特殊教育学和社会工作人员共同完成	由临床各科医务工作人员及康复医学人员完成	主要由从事康复医学工作的各类医务人员完成

三、习 题

(一)单选题

1. 康复的英文单词为( )

    A. rehabilitation   B. rehbailitation   C. rehabilte

D. rehabilititaon   E. habilitation

2. 康复的对象为( )

  A. 急性期病人   B. 恢复期病人   C. 残疾人

  D. 正常人   E. 老年人

3. 康复医学的服务形式为( )

  A. 临床医疗服务   B. 护理服务   C. 单学科服务

  D. 多学科和多专业联合   E. 康复专业

4. 康复治疗团队的核心为( )

  A. 临床医师   B. 康复护士   C. 康复医师

  D. 物理治疗师   E. 作业治疗师

5. 我国第一个康复医学专业学术团体为( )

  A. 中国康复医学会   B. 中华理疗学会

  C. 中国残疾人康复学会   D. 全国民政系统康复医学研究会

  E. 中华物理医学与康复学学会

6. 以下属于作业疗法的有( )

  A. 生物反馈疗法   B. 水疗法   C. 日常生活能力训练

  D. 麦肯基力学疗法   E. 医疗体操

7. 现代医学模式是( )

  A. 自然哲学医学模式   B. 生物医学模式   C. 神灵主义医学模式

  D. 生物-心理-社会医学模式   E. 心理-社会医学模式

8. 康复医学与治疗医学的关系( )

  A. 互相渗透,紧密结合   B. 截然分开   C. 相互区别

  D. 是治疗医学的延续   E. 是治疗医学的结束

9. 康复医学的功能分类为( )

  A. ICD-10   B. ICF   C. ICD-Ⅱ

  D. ICE   E. ICD

10. 康复护理与临床护理的区别为( )

    A. 以基础护理技术为主   B. 被动护理   C. 替代护理

    D. 辅助护理   E. 主动护理

(二) 多选题

11. 康复治疗技术包括( )

    A. 物理治疗   B. 作业治疗   C. 言语治疗

    D. 中国传统康复疗法   E. 康复医学工程

12. 康复医学基本原则包括( )

    A. 功能训练   B. 全面康复   C. 融入社会

    D. 主动参与   E. 早期同步

13. 康复评定的主要内容包括( )

    A. 运动功能评定   B. 生物力学评定   C. 日常生活活动能力评定

    D. 脑高级功能评定   E. 神经生理功能评定

14. 健康包括( )

    A. 心理健康   B. 身体健康   C. 社会适应健康

    D. 道德健康   E. 没有疾病

15. 全面康复包括( )

A. 医学康复　　　　　　B. 教育康复　　　　　　C. 职业康复

D. 社会康复　　　　　　E. 康复工程

16. 功能障碍包括(　　　)

A. 偏瘫　　　　　　　　B. 言语障碍　　　　　　C. 发热

D. 心理障碍　　　　　　E. 肺心病

(三) 简答题

1. 康复治疗方法包括哪些方面?

2. 传统治疗医学与康复医学有何区别?

（王俊华）

14

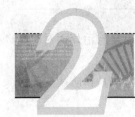

第二章

康复医学的地位

一、内容精要

（一）基本概念

1. 健康的概念　1947 年 WHO 提出了著名的健康三维概念："健康乃是一种躯体上、心理上和社会上的完满状态，而不仅是没有疾病或虚弱。"这个概念从三维角度衡量健康的水平，是生物-心理-社会医学模式在健康概念中的具体体现。在 1988 年国际心理卫生协会年会上，与会代表们又强调健康的概念还必须包括提高道德品质。因此，健康应是"身体、心理、社会适应、道德品质的良好状态"。

2. 生物-心理-社会医学模式　生物-心理-社会医学模式是整体式的，强调人的整体性，无论是致病、治病，还是预防及康复，都把人视为一个整体。也就是说，一个完整的个体不仅是一个生物的人，还是一个社会的人。

（二）康复医学与其他医学的关系

预防医学、治疗医学、保健医学、康复医学共同组成了现代医学体系的 4 个方面。医学的这4 部分内容在本质上是有所不同的，不能用医学的一个方面取代其他方面。但是，它们又是密切联系、不可分割的。

（三）康复医学的价值

传统治疗医学的医疗价值是以治愈为标志，以挽救生命、去除病因、逆转病理和病理生理为主要目标。为此将病情转归分类为：治愈、好转、不变和恶化。这在传染病为主要疾病谱的年代无疑是合理的。随着时代的变迁，医疗价值的基本理念也发生了变化，大多数疾病的发病原因与环境、心理、行为、遗传、衰老等有关，其病因并非可以轻易去除，其病理和病理生理改变也并非可以彻底逆转。康复医学以改善功能为目标，许多有功能障碍的患者通过接受康复医疗服务，提高了生活质量，降低患者、家庭和社会的经济负担，不仅康复医疗的社会效益明显，而且康复医疗的经济价值不容忽视。

（四）康复治疗学的地位和作用

康复医学是具有专门诊疗技术的独立的医学体系。康复治疗学则是以其主动的功能训练为专门技术的治疗学科，它主要研究如何应用非药物、非手术性质的各种功能训练性的康复治疗手段提高患者功能，是康复医学的重要组成部分。

1. 康复治疗师在康复医疗服务中具有不可替代的地位和作用。

（1）康复治疗师是康复治疗计划和训练措施的具体执行者。

（2）康复治疗师是康复团队中的桥梁和纽带。

2. 康复治疗技术岗位的设置是康复医疗人力资源配置的重要部分。

3. 社会发展需要大量的康复治疗人才。

二、疑难解析

康复医学与其他医学的关系

1. 与预防医学、保健医学的关系 预防保健面对的是一般健康群体,康复与治疗面对的是一般发病个体。

(1)与预防医学的关系:预防医学,就是关于如何发挥人体本身自然免疫力、预防病变的医学。预防医学三级预防的概念与康复预防是一致的。

(2)与保健医学的关系:保健医学强调通过主动锻炼,提高人们的机体对于外界环境的适应力和对疾病的抵抗力,这与康复医学的措施一致。

2. 与治疗医学的关系 治疗医学和康复医学都是现代医学体系必要的组成部分,他们既相互区别又紧密联系。康复医学与临床医学既互相渗透,又与临床医学具有各自不同的特点(表2):

表2 传统治疗医学与康复医学的区别

项目内容	传统治疗医学	康复医学
对象	疾病(患病的个体)	功能障碍(病残的个体)
目的	治愈疾病或稳定病情	功能恢复(3个水平)
诊断或评价	疾病诊断(按ICD-10分类)	功能评定(按ICF分类)
治疗手段	被动性医学处理为主(如各种途径的药物治疗、手术等)	主动性康复训练为主(如物理治疗、作业治疗、言语治疗、假肢矫形器、心理治疗等)
专业人员	未形成组	康复小组(康复医师、康复护士、物理治疗师、作业治疗师、语言治疗师、假肢矫形师、心理治疗师等)
后果	治愈、好转、无变化、死亡	3个功能水平上的提高程度
社会性	医学的角度考虑多	社会学的角度考虑多

三、习 题

(一)单选题

1. 健康的概念不涉及的内容是( )

    A. 心理   B. 躯体   C. 解剖

    D. 社会   E. 道德品质

2. 健康的4大基石不包括( )

    A. 膳食合理   B. 适量运动   C. 良好的生活习惯

    D. 平衡心理   E. 没有疾病

3. 生物医学模式的基础不涉及( )

    A. 解剖学   B. 生理学   C. 病理学

    D. 社会心理学   E. 生物化学

4. "四位一体"的现代医学的基本内容不包括( )

    A. 预防   B. 诊断   C. 治疗

    D. 保健   E. 康复

5. 下列哪项关于是康复医学与治疗医学的说法是错误的( )

    A. 护理的方式方法不同   B. 患者的参与方式不同

    C. 诊断与评价方式不同   D. 康复医学与治疗医学介入的时间不同

    E. 以上都不是

6. 未来康复治疗师的要求是( )

A. 良好的职业道德　　　B. 精湛的技术　　　　C. 具有"全面康复"的理念

D. 具有奉献精神　　　　E. 以上均是

（二）多选题

7. 健康不再是单纯的生理上的病痛与伤残,它涵盖了（　　　）

A. 生理　　　　　　　B. 心理　　　　　　　C. 社会

D. 道德　　　　　　　E. 行为

8. 康复医学与临床医学的区别表现为（　　　）

A. 治疗方向或目标不同　　B. 诊断与评价方式不同　　C. 医患关系不同

D. 患者的参与方式不同　　E. 护理的方式方法不同

（三）简答题

1. 康复医学与治疗医学的实施方式有何不同?

2. 简述康复治疗师的地位和作用。

3. 简述康复医学的价值。

（姚万霞）

第三章

残 疾 学

一、内 容 精 要

(一)基本概念

1. **残疾** 是指由于各种躯体、身心、精神疾病或损伤以及先天性异常所致的人体解剖结构、生理功能的异常和(或)丧失,造成机体长期、持续或永久性的身心功能障碍的状态,这种功能障碍不同程度地影响身体活动、日常生活、学习、工作和社会交往活动能力。功能障碍造成的残疾只是相对的,还取决于功能障碍者所处社会和环境的状况。因此,残疾不仅是医学问题,更是社会问题。

2. **残疾学** 残疾学是以残疾人及残疾状态为主要研究对象,专门研究残疾的各种原因、流行病学特征、表现特点、发展规律、结局以及评定、康复与预防,以医学为基础,涉及社会学、教育学、管理学和政策法令等诸学科的交叉性学科,是自然科学与社会科学相结合的产物。

3. **残疾人** 残疾人是指在心理、生理、人体结构上,某种组织、功能丧失或者不正常,全部或者部分丧失以正常方式从事某种活动能力的人,它包括视力残疾、听力残疾、言语残疾、肢体残疾、智力残疾、精神残疾、多重残疾和其他残疾的人。概括起来,残疾人是指具有不同程度躯体、身心、精神疾病和损伤或先天性异常,使得部分或全部失去以正常方式从事个人或社会生活能力的人群的总称。

4. **暂时性残疾** 由于各种疾病的原因,人体的组织、器官、肢体的功能,在一定程度上会或多或少地受到相应的影响,使患者出现暂时性功能活动受限,如骨折、肌腱断裂、关节损伤使患者丧失了活动能力,但随着骨折的愈合、损伤的恢复,患者逐渐恢复了功能活动,这种短暂的、可逆的功能活动障碍称为暂时性残疾。

5. **永久性残疾** 对于由疾病或损伤造成的持续的、不可逆的功能活动障碍称为永久性残疾,如外伤后截肢、完全性脊髓损伤后的瘫痪等。

(二)致残原因

造成残疾的原因很多,在各个不同历史时期及不同国家和地区的残疾原因有明显差异。致残原因主要有:疾病、营养不良、各种伤害、致残性理化因素及社会心理因素。

(三)残疾分类

我国目前常用的分类标准主要有国际残损、残疾与残障分类(ICIDH),国际功能、残疾与健康分类(ICF),以及据我国现有国情制定的中国残疾分类标准。分类标准随着社会与医学发展不断修订以满足实际需要。

(四)残疾的三级预防

1. **一级预防** 指预防各种导致残疾的疾病、损伤、发育畸形、精神创伤的发生,是预防残疾发生最有效的手段,可以预防大多数残疾,可降低残疾发生率的70%。

2. **二级预防** 指疾病或损伤发生之后,采取积极主动的措施限制或逆转由残损造成的残疾,可降低残疾发生率的10%~20%。

3. **三级预防** 指残疾出现后所采取的措施,防止不可逆转的残损转化为失能或残障。

（五）残疾相关的政策法规

政策法规作为社会因素的重要组成部分影响残疾人的参与程度。各国残疾人相关的政策和法规在指导思想、社会目标等方面是一致的，只是法规有一定的稳定性和强制性。各国残疾人立法的主要内容包括：强调权利平等和反对歧视；对残疾人给予特别扶助和特殊保障；注重完善残疾人的社会保障措施；重视推进无障碍环境建设。最新的残疾人立法趋势，一是更多地强调残疾人个体为权利主体；二是强调国家在满足残疾人需要方面承担主要责任。

二、疑 难 解 析

1. 国际残损、残疾与残障分类（ICIDH） ICIDH 将残疾分成了 3 个独立的类别，即残损、残疾和残障。

（1）残损是器官水平的障碍，指各种原因所导致的身体结构、外形、器官或系统生理功能以及心理功能的异常，干扰了个体的正常生活活动。

（2）残疾是个体或整体水平的障碍，指由于残损造成的日常独立生活活动和工作能力受限或缺失。

（3）残障是社会水平的障碍，指残疾者社会活动、交往、适应能力的障碍，包括工作、学习、社交等，个人在社会上不能独立。

2. 国际功能、残疾与健康分类（ICF）

（1）ICF 分类

1）身体结构/功能与残损：身体结构是指身体的解剖部位，如器官、肢体及其组成部分。身体功能是指身体系统的生理和心理功能等。残损是指各种因素导致身体的结构或功能受到损害，仅限于器官、系统的功能障碍。

2）活动与活动受限：活动是指个体执行一项任务或从事的行动。活动涉及的是与生活有关的所有个人活动，是一种综合应用身体功能的能力。活动受限指按正常方式进行的日常活动能力丧失和工作能力的受限，是从个体或整体完成任务、进行活动的水平上评定功能障碍的严重程度。

3）参与和参与局限：参与是指个体投入生活环境之中，是与个人各方面功能有关的社会状况。参与局限是指个体投入社会生活中可能会经历的困难，可从社会水平反映功能障碍的严重程度。

4）情景性因素：情景性因素是指个体生存和生活的全部背景，尤其是能影响功能和残疾结果的因素，一般包括环境因素和个人因素。

（2）ICF 各构成成分之间的关系：ICF 将功能与残疾分类作为一种交互作用和变化的过程，提供多角度的方法。个体的功能状态是健康状况与情景性因素相互作用和彼此复杂的联系的结果，干预了一个项目就可能产生一个或多个项目的改变。这种相互作用通常是双向的。

（3）ICF 与 ICIDH 的比较：改变了分类术语。ICIDH 中使用残损、残疾、残障进行分类。ICF 改用身体结构与功能、活动、参与 3 个水平分类，每一水平评定有积极与消极 2 个方面。功能表示积极面，而消极的一面相应称为残损、活动受限与参与局限。分类中增加了情景性因素的影响，充分表明了情景性因素与健康状态和功能-残疾之间的相互影响和整体性。ICF 扩大了疾病的分类，在分类中包括了"健康成分"的残疾分类，体现了个人的健康水平与所有人的健康和整个医学界有相关性。ICIDH 为单向模式，而 ICF 为双向互动模式，所有成分之间双向互动。从而为通过康复干预对预防残疾和减轻残疾程度提供了理论依据。ICF 已成为 5 大工具，即统计工具、科研工具、临床工具、社会政策工具和教育工具，具有广泛的可利用性。

<h2 style="text-align:center">三、习 题</h2>

(一) 单选题

1. ICIDH 评定仅限于( )

    A. 老年人   B. 慢性病患者   C. 所有人

    D. 健康人   E. 残疾人

2. ICF 更重视什么对残疾的影响( )

    A. 环境因素   B. 心理因素   C. 临床疾病

    D. 康复干预   E. 药物因素

3. 下列关于疾病与残疾的关系错误的是( )

    A. 残疾与疾病相同,没有区别   B. 疾病可导致残疾

    C. 残疾可以与疾病无关   D. 残疾可以与疾病同时存在

    E. 残疾不一定就是疾病或伴有疾病

4. 下列关于致残原因描述错误的是( )

    A. 遗传因素   B. 意外伤害   C. 理化因素

    D. 与心理行为因素无关   E. 疾病因素

5. 患者,男,45 岁,钢琴演奏家,因意外事故致左小指损伤而手术截除,但患者手功能恢复良好,不影响功能活动,从职业因素考虑,根据 ICIDH 的残疾分类,该患者属于( )

    A. 残损   B. 残疾   C. 残障

    D. 参与局限   E. 活动受限

6. 一级残疾预防的目的是( )

    A. 防止疾病导致残疾   B. 预防各种损伤或疾病   C. 预防继发性残疾

    D. 防止残疾转化为残障   E. 防止残损转化为残疾

7. 我国残疾是按照( )分类

    A. 结构   B. 组织   C. 发生部位

    D. 功能   E. 系统

8. 根据 1CF 分类,不属于"活动"的内容是( )

    A. 活动潜能   B. 进食   C. 穿衣

    D. 日常计划安排   E. 步行

9. 不属于 ICF 的用途是( )

    A. 教育工具   B. 政治工具   C. 制定社会政策的工具

    D. 测量生活质量   E. 健康数据收集与记录

10. 关于 ICF,说法正确的是( )

    A. 参与局限不受社会环境影响   B. 只要有残损,就有参与局限

    C. 无残损,也可以有参与局限   D. 无残损,就没有参与局限

    E. 有活动受限,就有参与局限

11. 属于 ICF 分类中"活动"内容的是( )

    A. 完成活动的态度   B. 完成活动的潜力   C. 完成活动能力

    D. 走路   E. 社会活动

12. 一级预防可降低残疾发生率( )

    A. 70%   B. 60%   C. 50%

    D. 40%   E. 30%

13. 我国的"全国助残日"是( )

A. 5 月第 3 个星期天   B. 12 月 3 日   C. 12 月 28 日

D. 5 月 3 日   E. 5 月 28 日

14. 关于残疾原因,说法正确的是(   )

  A. 发达国家主要为营养不良、传染病   B. 发展中国家主要为慢性病、事故

  C. 受社会条件、医疗条件等影响   D. 由意外事故造成的残疾在不断减少

  E. 慢性病导致的残疾在不断减少

15. 暂时性残疾与永久性残疾的关系,说法正确的是(   )

  A. 暂时性残疾不能转化为永久性残疾

  B. 永久性残疾与暂时性残疾可相互转化

  C. 未经合理康复治疗的暂时性残疾可转化为永久性残疾

  D. 经合理康复治疗的永久性残疾可转化为暂时性残疾

  E. 暂时性残疾与永久性残疾不能相互转化

(二)多选题

16. 我国残疾分类包括(   )

  A. 视力残疾   B. 内脏残疾   C. 智力残疾

  D. 肢体残疾   E. 精神病残疾

17. 属于残疾的是(   )

  A. 慢性胃炎   B. 截瘫   C. 聋哑

  D. 脑瘫   E. 残障

(三)名词解释

1. 残疾

2. 残疾人

3. 残损

4. 残障

5. 活动

6. 参与

(四)简答题

1. 试述 ICF 与 ICIDH 的联系与区别。

2. 简述 ICF 的基本框架。

3. 举例说明残损、残疾及残障的关系。

(姚万霞)

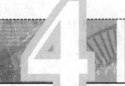

第四章

功能障碍

一、内容精要

（一）基本概念

1. 功能障碍　本应具有的特征性功能因某种或各种原因不能正常发挥时，称为功能障碍。

2. 残损　是指因各种原因导致身体结构或功能出现问题，是心理、身体或解剖结构及功能异常或缺乏，并影响组织、器官的水平。

3. 活动受限　是指个体进行正常活动的能力受限或丧失，如活动幅度减小、速度减慢或完成质量差等。在 ICF 中用活动受限来取代残疾的概念，对残疾患者重新认识自己的状态有积极意义。

4. 参与局限　是指因为残损、活动受限等使个体投入到生活情境中经历到的不便或困难，包括人际交往、人际关系和主要的生活领域（如社会生活、社区生活）。

（二）功能障碍的评定程序

1. 确定现存和康复所要求的功能水平　任何一项康复措施和方案在实施之前，必须对患者现存的功能水平有客观和全面的评定，评定内容包括现存运动、言语、认知和心理等。

2. 确定功能受限制的性质及程度　任何特定的功能限制均可以采用相应的量化指标进行评定。例如完成某项活动的时间、完成计件工作的数量等，评定内容还应包括所需要帮助的程度（如他人介入的程度、时间）。

3. 确定受限制因素　限制因素影响人体功能的高水平发挥，分析清楚限制因素对患者临床康复具有重要的意义。一般来说，受限制因素的性质决定了功能障碍的恢复，限制因素的评定应全面周全分析考虑。

4. 以 ICF 体系作为功能障碍评定的基本框架　ICF 从身体功能或结构、活动受限和参与局限 3 个水平提出相关标准评定方法和量表。

（三）康复治疗计划的制订和实施应包括以下 5 个基本原则

1. 明确临床症状的处理与功能障碍恢复的关系　康复治疗计划的制订的实施首先要求明确临床症状与功能障碍的关系。

2. 减少内在限制因素　内在限制因素是指 ICF 分类体系的个人因素中与个体相关联的、对功能障碍恢复起负面作用的相关因素。个人因素是个体生活与生存的特殊背景，由不属于健康状况或健康状态的个人特征所构成。包括教育、职业、习惯教养、行为方式、性格类型、个人心理优势和其他特征，如功能和残疾状况（疾病、障碍、损伤、创伤等）、年龄、性别、社会阶层、生活经历等，所有这些因素或其中任何因素都可能在任何层次的残疾中发挥作用。

3. 减少外在限制因素　外在限制因素是指 ICF 体系中不利的环境因素。包括物理环境（如自然环境、人工建造环境、物件等）、社会环境（如他人的态度、如法律、社会体制、经济情况、人文环境等）外在性限制因素不但可以在身体功能方面和身体结构层面影响康复治疗，而且在个体活动和参与层面也可以影响功能障碍的康复治疗。

4. 使用必要的辅助器具　使用辅助器具和用品是帮助功能障碍者改善功能和一种行之有效的方法。各类辅助器具,如轮椅、助行器、拐杖等,能够帮助残疾人补偿功能,改善状况,减轻家庭负担,最大限度地参与社会生活。

5. ICF 体系作为功能障碍康复计划制定的基本框架　ICF 提出了新的残疾模式,为我们认识残疾现象、发展康复事业,提供了理论基础和分类方法。这一理论模式也为现代社会的功能障碍康复计划的制订提供了基本框架。

二、疑 难 解 析

1. 残损、活动受限、参与局限 3 者辨析要点:

(1)残损是器官水平的障碍,指各种原因所导致的身体结构、外形、器官或系统生理功能以及心理功能的异常,干扰了个体的正常生活活动。

(2)活动受限指按正常方式进行的日常活动能力丧失和工作能力的受限,是从个体或整体完成任务、进行活动的水平上评定功能障碍的严重程度。

(3)参与局限是指个体投入社会生活中可能会经历的困难,可从社会水平反应功能障碍的严重程度。

需要注意的是,有时患者在临床上可能同时存在多处或多种残损,有时还合并活动受限和(或)参与受限,要注意甄别。

2. 功能障碍的评定程序应把握好以下要点

(1)全面了解患者的临床情况,包括基本情况、现病史、治疗经过等。

(2)确定现存功能水平。

(3)评定所要求的和可达到的功能水平。

(4)确定功能障碍受限制因素和可解除的限制因素。

(5)确定设计到的各种评定方法。

(6)确定是否采用 ICF 框架体系作指导。

3. 康复治疗计划的制订内容和实施应注意

(1)功能障碍的评定:对患者存在的各个层面、各种功能障碍进行评定。

(2)确定限制因素:确定导致功能障碍的内在性限制因素和外在性限制因素。

(3)康复方法的确定:根据功能障碍的种类和层面,确定可能使用的和有效的功能障碍康复方法,以及这些方法是否切实可行,是否存在限制。

(4)确定功能障碍恢复的主次、轻重缓急:确定哪些功能障碍是主要的,以及哪些是紧急的。

(5)确定康复治疗目标:确定各个层面和各种功能障碍可能和将要达到的目标。

(6)是否使用辅助器具及技术:确定何时及如何使用辅助器具和技术,以及是否适配。

(7)形成整体报告:根据以上各点,最后形成计划报告,指导安排康复治疗。

患者功能障碍和个人具体情况随时可能发生变化,形成的报告虽然对康复治疗的整体过程有指导和安排的作用,但并不是一成不变,应随时根据具体情况的变化而进行必要的调整。

三、习　　题

(一) 不定项选择题

1. ADL 运动方面不包括(　　)

　　A. 轮椅上运动和转移　　　　　　　B. 室内或室外行走

　　C. 床上运动　　　　　　　　　　　D. 以慢速跑 50m

2. 关于康复评定的意义,下列哪项除外(　　)

　　A. 评定功能障碍的性质、部位、范围、程度、发展趋势

B. 又称疾病诊断,是寻找疾病病因的诊断

C. 评估康复治疗

D. 确定康复治疗目标

3. 关于功能障碍的描述不当的是( )

  A. 指身体不能发挥正常的功能   B. 可以是潜在的或现存的

  C. 可逆的或不可逆的   D. 部分的或完全的

4. 下列哪种不属于个人辅助转移器具( )

  A. 拐杖   B. 助行器

  C. 轮椅   D. 功率自行车

5. 外围环境的改造中的内容有( )

  A. 盲道的修建   B. 阶梯边修建坡道

  C. 公交车活动式台阶   D. 楼梯扶手

6. 脑卒中患者在工作、学习等方面情况,是什么方面的评定( )

  A. 身体水平   B. 个体水平

  C. 社会水平   D. 环境因素

7. 脊髓损伤病人穿衣、饮食、洗漱、如厕等情况,是什么水平的评定( )

  A. 身体水平   B. 个体水平

  C. 社会水平   D. 环境因素

8. 功能障碍康复治疗计划的制订( )

  A. 包含康复目标   B. 包含治疗方法

  C. 不包括心理治疗   D. 包括功能恢复

9. 下列属于残损的是( )

  A. 牙疼   B. 头痛

  C. 尿失禁   D. 胃蠕动

10. 患者平时生活正常,一次被人用铁锤击打腰部,现出现尿失禁,CT 检查显示脊髓腔有一血肿压迫,对其进行功能评定下列哪项正确( )

  A. 尿失禁不可能恢复正常   B. 血肿不可以解除

  C. 铁锤是尿失禁的限制因素   D. 血肿解除,尿失禁可恢复至正常

11. 功能障碍的评定不用关注( )

  A. 患者曾去过上海   B. 患者得过脊髓灰质炎

  C. 患者是钢琴师   D. 患者因骨刺进行过手术治疗

(二)名词解释

1. 功能障碍

2. 残损

3. 活动受限

4. 参与局限

(三)简答题

1. 功能障碍的评定包括哪些内容?

2. 简述康复治疗计划的制订和实施的基本原则?

(辛　明)

第五章

康复医学的工作方式和流程

一、内容精要

（一）基本概念

1. 机构康复 又称专业康复，是在综合医院中的康复医学科、康复门诊、专科康复门诊，康复医院（或中心）、专科康复医院（或中心）以及特殊的康复机构等进行的康复治疗。机构康复强调将伤病残者作为与健全人平等看待的整体"人"进行全面而综合性的康复，即从身体、心理、社会等多方面进行评估和实施功能康复训练。

2. 社区康复 也称基层康复，就是在社区的层面上开展康复医疗服务，即在社区的范围内，利用和依靠社区的人力、物力、财力、信息和技术资源，以简便而实用的方式向伤病残者提供必要的医疗、教育或职业康复等方面的服务。上门康复服务也属于社区康复的服务方式。

3. 康复结局 结局又称"结果"、"后果"、"转归"，是指经过系统的康复治疗后最终取得的结果，或健康、功能、生活质量所处的状态。康复针对的是患者的功能障碍，而非临床疾病，所以康复的结局不可以用临床医学的"痊愈"、"好转""无效"来表示，而应该通过康复评定的结果，确定康复结局。

4. 康复教育 就是通过教育的手段，帮助患者尽可能地恢复理想的躯体、心理和社会状态，达到最终的康复目标。康复教育包括：预防疾病发生的教育、发病危险信号的教育、运动锻炼的指导、疾病高危因子控制的教育、发病时应急处理的教育、疾病康复治疗原则和常用康复技术教育。

（二）机构康复的组织形式

大致可分为 5 种形式：医院康复、康复医学科、康复医学科门诊、疗养院和长期照顾单位。

（三）社区康复的工作内容

社区康复工作贯彻全面康复的原则，根据世界卫生组织提出的模式，社区康复包括 7 个方面的内容：残疾预防、残疾普查、医学康复、教育康复、职业康复、社会康复及独立生活指导。

（四）社区康复的基本原则

1. 坚持社会化的工作原则。

2. 立足于以社区为本的原则。

3. 遵循"低成本、广覆盖"的原则。

4. 因地制宜、分类指导。

5. 采取适宜的康复技术。

6. 康复对象主动参与。

7. 运用中西医结合康复方法。

（五）康复医学的工作方法

1. 学科间合作 是指在康复治疗过程中，为了患者的全面康复，康复医学学科与预防医学、保健医学、治疗医学等相关学科相互联系，相互渗透，相互补充，提高康复疗效。

2. 学科内合作 是指康复医学学科内各专业的合作，包括物理治疗、作业治疗、心理治疗、语言治疗、假肢矫形器制作等不同专业。

3. 康复协作组 康复治疗需要多学科、多专业的共同参与,因此多学科、多专业人员共同组成的康复团队——康复治疗组,是康复工作的主要方式。康复协作组的成员通常包括:康复医师、护士、物理治疗师、作业治疗师、言语治疗师、心理治疗师、假肢/矫形师、社会工作者等。

(六)康复医学人员配备及各专业人员职责

按世界卫生组织专家委员会的意见,康复医疗人员应由康复医师、康复护士、物理治疗师、作业治疗师、假肢及矫形器师、言语治疗师、文体治疗师、社会工作者、职业咨询师等组成,要求熟悉康复医学各专业人员的具体职责,包括康复医师、物理治疗师、作业治疗师、传统康复治疗师、假肢矫形师、言语治疗师、心理治疗师、康复护士、社会工作者、职业咨询师等。

二、疑 难 解 析

1. 机构康复与社区康复的关系

机构康复与社区康复两种康复服务方式之间是相互联系、相互促进的,如果没有康复医疗机构,社区康复将缺乏人员培训基地和技术支持,康复中的复杂问题、疑难问题也无处解决。另一方面,如果没有社区康复的推广,残疾人的普遍康复问题就难以解决。所以需要同时存在一定数量的医疗康复机构与社区康复才能较好地解决广大病伤残者的康复问题。

2. 康复治疗组的工作方式

多学科、多专业人员共同组成的康复协作组,是康复工作的主要方式。在康复治疗组中,康复医师是组织者和协调人,它是由康复医师接收病人后进行检查和评定,根据患者的康复问题点,选择相关的专业人员共同组成的。

在患者康复的全过程,从功能评估、康复目标的拟定、治疗训练、复查、修订方案到最后总结,都应运用康复协作组的工作方法。在康复治疗过程中,康复治疗组各位成员从不同角度对患者进行评定,康复评定会上各抒已见,讨论患者问题点、康复目标、治疗计划、预后、转归等,最后由康复医师归纳总结,制定一个完整的、分阶段的康复治疗目标和计划,各位治疗组成员分工、完成。

三、习 题

(一)单选题

1. 康复医学的服务方式不包括哪一项( )

A. 机构康复   B. 社区康复   C. 床旁康复

D. 上门康复   E. 医院康复

2. 社会工作者的职责是( )

A. 了解和评定患者的职业兴趣、基础和能力

B. 对患者提供心理咨询服务

C. 指导患者进行日常生活活动训练

D. 了解患者的生活方式、家庭情况、经济情况及在社会的处境,评定其在回归社会的困难、问题

E. 制定患者的文体活动治疗计划

3. 康复协作组的组长一般为( )

A. 物理治疗师   B. 作业治疗师   C. 心理治疗师

D. 康复医师   E. 康复护士

4. 物理治疗师的职责不包括以下哪一项( )

A. 进行运动功能评定

B. 指导患者进行增强肌力、耐力、体能的练习

  C. 为患者进行牵引治疗、手法治疗

  D. 对患者进行有关保持和发展运动功能的康复教育

  E. 指导患者进行感知觉训练

5. 下列哪项不属于康复结局评定常用量表(　　)

  A. QWB   B. SWLS   C. MMSE

  D. SIP   E. SF-36

6. 作业治疗师的职责包括以下哪一项(　　)

  A. 指导患者进行认知功能训练   B. 对有吞咽功能障碍者进行治疗和处理

  C. 指导患者进行医疗运动   D. 了解和评定患者的职业兴趣、基础和能力

  E. 将做好的假肢或矫形器让患者试穿,并作检查

7. 对有吞咽功能障碍者进行治疗和处理是(　　)的工作职责。

  A. 物理治疗师   B. 作业治疗师   C. 心理治疗师

  D. 语言治疗师   E. 康复医师

8. 下列哪项不是康复结局的评定目的(　　)

  A. 有利于临床决策   B. 帮助了解康复效果

  C. 有助于评估康复方案的合理性 D. 指导患者就业

  E. 可作为进一步研究康复医疗成本-效益的参考

9. 机构康复的特点不包括以下哪一项(　　)

  A. 康复设施齐全   B. 专业技术水平高   C. 费用比较低廉

  D. 能进行早期、全面康复 E. 各类专业人员配备齐全

10. 我国规模最大的康复中心是(　　)

  A. 八一康复中心   B. 广东工伤康复中心   C. 上海阳光康复中心

  D. 中国康复研究中心 E. 南京同仁康复中心

(二)多选题

11. 康复医师的职责是(　　)

  A. 接诊患者,采集病历及完成体格检查 B. 指导、监督、协调各部门康复治疗工作

  C. 对住院患者负责查房或会诊   D. 主持病例讨论会

  E. 高年资医师主持康复治疗组

12. 机构康复与社区康复的关系(　　)

  A. 相互联系,相互促进

  B. 机构康复为社区康复提供人员培训基地和技术支持

  C. 可以相互替代

  D. 社区康复的推广帮助解决残疾人的普遍康复问题

  E. 机构康复可帮助解决康复中的复杂问题、疑难问题

13. 康复结局评定的目的有(　　)

  A. 有利于临床决策   B. 帮助了解康复效果

  C. 有助评估康复方案的合理性 D. 便于有关部门和人员间的交流

  E. 有利于总结经验教训,提高康复医疗质量

(三)简答题

1. 康复协作组包括哪些成员?

2. 社区康复的特点、内容、目标和原则是什么?

3. 试述专业康复流程。

(邹玮庚)

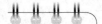

第六章

康复伦理问题

一、内 容 精 要

（一）基本概念

1. **医学伦理学** 是运用一般伦理学原则解决医疗卫生实践和医学发展过程中的医学道德问题和医学道德现象的学科。它是医学的一个重要组成部分，又是伦理学的一个分支。医学伦理学是运用伦理学的理论、方法研究医学领域中人与人、人与社会、人与自然关系的道德问题的一门学问。

2. **医患关系** 医务人员与病人之间的关系。医患关系涉及医学伦理学许多基本问题，其中最重要的是病人的权利和医生的义务问题。

3. **医疗最优化原则** 在康复临床实践中，个体化康复方案的选择和实施追求以最小的代价获取最大效果的决策即最佳方案。其主要内容包括：疗效最佳、损伤最小、痛苦最轻、耗费最少。

4. **康复教育** 是通过教育的手段，帮助患者尽可能地恢复理想的躯体、心理和社会状态，达到最终的康复目标。康复教育包括：预防疾病发生的教育、发病危险信号的教育、运动锻炼的指导、疾病高危因子控制的教育、发病时应急处理的教育、疾病康复治疗原则和常用康复技术教育。

（二）医学伦理学的主要研究内容

医学伦理的基本原则、规范、作用及发展规律；医务人员与病人之间的关系（医患关系）；医务人员之间的关系（医际关系）；卫生部门与社会之间的关系。

（三）康复伦理问题需要运用医学伦理学的理论和方法

研究和解决康复医学实践中的道德问题，是伦理学的理论、观点与康复医学实践相结合的产物，也是康复医学与伦理学相互交叉的边缘性科学。

（四）康复医学伦理的特点

康复治疗的患者在较长时间内接受一系列专业人员的治疗、不能明确谁对伦理问题负有专职、康复医学教育对伦理问题未得到足够重视、康复伦理需要平衡患者受益、患者自主权以及社会医疗资源的平均分配和均等享受。在康复医学实践活动中，医务人员与患者之间、医务人员之间、医学与社会之间的道德关系具有不同的特点。康复医学伦理所面临的问题是如何维持患者最大受益、尊重患者自主权以及社会医疗资源的平均分配和均等享受三方面，如何平衡三者则是我们整个康复医学界所面临的问题。

（五）康复伦理

康复医学在其医疗活动过程中与临床医学有诸多不同，在疾病不同阶段的处理有其处理原则和重点，康复医学的对象更多的是针对的是功能障碍患者，这些往往是不可逆的，很少能治愈，残留的障碍可能将伴随患者度过一生，从某种意义上说康复医学就是功能恢复学。与传统医学的医患二重关系相比康复的整体关系更复杂，对于每一个患者的治疗都涉及一个多学科康复团队、家庭成员和患者本人的相互关系。而患者、家庭成员和医疗人员对权利和职责的争执往往激发多种矛盾。而目前在我国最常见的伦理问题则突出体现在医疗支付、制定康复目标、医学团体和公众对康复治疗的承认和接受、患者自身的消极心态等。随着医疗保险制度的逐步完善和国人对生活质量要求的日益提高,康复在整个医学领域的位置也愈显重要。

(六)资源的分配

目前我国的康复现状不容乐观,主要存在有下列问题:

1. 各级康复服务机构建设标准亟待规范统一 各级康复机构建设中功能定位不明确;各级康复机构设施建设水平有待进一步提高以及人员结构不合理等。

2. 康复服务体系的公平原则 公平是指无论其收入水平的高低和支付能力的大小,患者医疗服务拥有的数量和质量是相等的。公平又分为水平公平和垂直公平两种,水平公平是指具有等量康复服务需求的人能得到相同数量和质量的服务;垂直公平是指需求不同的人们所得到的康复服务数量和质量也不同,需要水平高者得到较高数量和质量的康复服务,反之则小。人们应该普遍能够享受到基本的、主要的健康服务,我们不知如何明确定义什么是医疗的最恰当水准,医疗服务资源的不均等分配可在两方面有损患者的利益;一方面,一些患者不能得到良好的康复医疗服务,另一方面,有些患者得到过度康复医疗服务而浪费资源。

3. 资源分配 包括宏观资源分配和微观资源分配。医疗卫生资源的宏观分配指在国家能得到的全部资源中应该把多少分配给卫生保健,分配给卫生保健的资源在医疗卫生各部门之间如何分配,如临床医学、预防医学、保健医学、康复医学应分多少,高技术医学应分多少等。宏观分配还必须解决如下问题:政府是否应负责医疗卫生事业,还是把医疗事业留给市场。如果政府应负责,则应将多少预算用于医疗卫生。如何最有效地使用分配给医疗卫生事业的预算。

(七)康复专业人员职责

康复专业人员有责任坚守行业准则和维护职业操守。在不同临床领域,每个专业特有的道德准则决定了该专业人员的行为标准。值得思考的是医疗行为、医疗服务和经济效益之间的关系,医疗机构与公司(制药公司、辅助设施和医疗设备公司)的商业利益关系等对行业道德的影响。有些专业人员会有意或无意地受到公司行为的影响,利用商业手段干预他们的意见。以商业利益为目的的研究对学术研究(academic research)会产生偏颇性。我们必须强调遵守职业道德、行为准则维护患者权益和学术精神与商业利益区分。

二、疑难解析

(一)如何选择患者

1. 影响患者选择的因素 各种各样因素都影响到康复专业人员对患者的选择,对康复专业人员选择患者形成客观影响因素。康复专业人员自身的素质的高低、业务能力的强弱,形成了选择患者的主观因素。

2. 疾病和非医疗因素对选择患者的影响 康复专业人员在决定是否开始治疗时首先应考虑医学诊断和预后。并不是所有的病人都能受益于康复治疗,如有些残疾是不可逆转的,有些则因疾病太严重而不能参与康复治疗,还有些患者功能受损相对较轻不需要康复治疗;在考虑患者的治疗时还受到一些其他的非医疗因素的影响。

3. 临床康复中面临的问题及相关建议 由于缺乏正式的、公众一致认可的康复纳入标准,使得康复工作者在临床实践工作中经常处于两难境地。例如,是选择迫切需要康复但预后相对较差的患者,还是选择残疾程度轻、治疗效果好的患者?是选择需要长期康复训练的年轻患者,还是选择年老患者?是选择关注自己残疾而密切配合的患者还是再给配合较差的患者一次机会?对于未接受过有关康复道德培训的从业人员而言,很容易依据个人经验、信仰和价值观作出判断,这就使决策有很大的灵活性,很可能由于决策者的偏见和主观性而导致潜在的不公平性。我们必须列出选择治疗患者的各种因素和程序,检查评估患者,确保患者医疗状况稳定以及有可改善的功能障碍,但同时我们要注意到这一过程的局限性,仔细清楚地解释拒绝患者的理由,并承诺将来重新评估患者。医疗人员的集体讨论有助于达成一致的更加客观的选择标准。

(二)制定个体化的康复方案

由于康复医学的对象具有个体特异性,因此,在制定康复方案时要体现个体化的特征。在制定个体化康复方案时,要遵守以下3原则:知情同意原则;尊重自主原则;医疗最优化原则。

(三)医患关系

医患关系涉及医学伦理学许多基本问题,其中最重要的是病人的权利和医生的义务问题。康复患者和康复治疗人员之间的关系是长期的,这不同于急性期时的医患关系。这就需要探讨在这一过程中进行信息交换和提供医疗服务时所需要遵循的道德准则的特点。

1. 康复医学中医患关系的特点 在康复的早期,医患关系多为主动-被动型,患者多处于被动接受的状态。在康复的后期,特别是功能有了明显的恢复以后,患者要自尊、自立、自强、争取早日重返社会,他们会与治疗人员很好的合作。此时的医患关系转变为指导-合作的模式。

2. 医患沟通的实现 康复专业人员和患者之间是平等的,专业人员要告知患者实情,以谨慎认真权衡利弊的态度给患者提供选择。尊重患者的自主权和隐私权是发展良好的信任平等的医患关系关键。

(四)专业团队的协调与配合

1. 康复治疗的多专业性 横向存在着医学各科之间的关系需要协调。各种有关学科一起工作,但目标是使残疾者康复。在大方向一致的前提下,如何很好地协调和协同工作,需要有良好的医际关系。

2. 康复治疗的多样性要求康复团队协调工作 纵向方面,从接受康复对象开始康复开始到重返社会,存在着医疗康复、教育康复、职业康复、社会康复的关系,同样需要较好的协调。

3. 康复团队工作面临的问题 康复治疗的各种治疗方法相对统一,其实各种疗法的治疗师是在执行着各自的治疗任务。因此他们所获得的患者的信息又可能是不一样的。往往工作人员会感到矛盾,究竟该不该把从患者那所获得的信息与整个团队进行沟通,以便更好的协调康复治疗工作。解决这些看似矛盾的问题,一是加强团队整体的专业理论和治疗技能的提高,使康复治疗的步骤、方法高度统一。二是治疗师必须定期研讨康复对象每一个阶段所存在的问题,修改治疗计划,做到团队中每一个人员都知晓。三是以团队中各个治疗组的组长与患者及家属详细的解读治疗计划、方法和治疗目的,以此达到治疗师的步调一致;让患者充分的理解和配合。

(五)家庭成员的作用与职责

1. 家庭成员在康复中的作用 ①家庭成员的积极参与,能减轻和改善患者的心理障碍;②家庭成员更了解患者的生活习惯,并根据自己的家庭具体情况改善家庭的环境以适应患者的需要,积极参与使患者能较快地适应目前的生活方式,主动地配合康复治疗;③运动的学习是通过重复的过程完成的,家庭成员积极参与可使患者从一开始就避免重复异常的运动模式以及由此而导致的痉挛的强化,帮助患者以最接近正常和最省力的方式运动。

2. 家庭成员对自己承担角色的态度 对于一个家庭来说,并没有一个简单的模式来规定应该有多少家庭成员来照顾患者,应付出多大的能力。因此应当充分发挥家庭成员的积极性,使家庭成员积极地参与到整个康复治疗过程中。这对于患者的功能障碍的恢复具有极其重要的意义。

（六）康复治疗终止

1. 康复治疗终止的影响因素　康复治疗在不同的康复机构中何时终止，这一决定受很多因素的影响。包括治疗小组成员、患者、家属、社会保险机构等诸多因素的影响。当患者康复治疗进步缓慢或在治疗效果上达到平台期时，专业人员并未询问患者和家属的意见而建议终止治疗。而患者和家属则不希望终止治疗仍在希望朝着他们的目标继续努力。另一种情形由于各方面的原因即使康复人员认为患者的康复治疗对其功能的恢复仍会有极大进步，但患者和家属则不愿继续治疗而终止治疗。

2. 康复治疗终止从康复医学的角度看是一个相对的问题　大多数的患者的功能障碍的康复治疗均是一个漫长的过程，从伦理和道德上讲康复是没有终点的。

三、习　题

（一）单选题

1. 被称为西方医学之父，同时也是西方医学道德奠基人的是（　　）
    A. 希波克拉底　　　　　　　　　B. 盖伦
    C. 洛克·杰弗逊　　　　　　　　D. 孙思邈
    E. 托马斯·珀西瓦尔

2. 医学伦理学的内容不包括（　　）
    A. 医务人员与病人之间的关系　　　　B. 医务人员之间的关系
    C. 卫生部门与社会之间的关系　　　　D. 人与自然界的关系
    E. 医务人员与病人家属之间的关系

3. 下列对自主原则描述，错误的是（　　）
    A. 尊重病人的自主权，会降低医务人员的积极性和主动性
    B. 向病人详细解释病情
    C. 给患者讲解治疗的费用、风险和有效性
    D. 告诉病人各种可能的治疗方案
    E. 无原则性的依从患者意愿的言行可能会损害患者的最佳利益

4. 医学伦理学主要涉及的方面（　　）
    A. 人类道德原则　　　　B. 不宰杀动物　　　　C. 受试者不承担风险
    D. 医疗科技服务健康　　E. 对人类进步有益

5. 通过对人类伦理行为的善恶价值分析，研究道德的起源、本质和发展规律等，建构人类道德规范体系，达到完善社会、完善人类自身的目的（　　）
    A. 规范伦理学　　　　B. 元伦理学　　　　C. 美德伦理学
    D. 描述伦理学　　　　E. 社会学

6. 在康复治疗中要求病人本人或其家属签字，这是尊重病人哪些权利（　　）
    A. 知情同意　　　　B. 人格尊重　　　　C. 医疗监督
    D. 平等医疗　　　　E. 人的隐私

7. 康复专业人员职责不包括（　　）
    A. 坚守行业准则　　　　B. 维护职业操守　　　　C. 诊断疾病
    D. 预防措施建议　　　　E. 参与正确执行监督残疾相关法律

（二）名词解释

1. 医学伦理学
2. 医患关系
3. 公平原则

（三）简答题

　　1. 简述功能障碍程度对选择患者的影响。

　　2. 简述康复医学中医患关系的特点。

（四）思考题

　　1. 为什么说家庭成员积极地参与到整个康复治疗过程中对于患者的功能障碍的恢复具有极其重要的意义？

　　2. 为什么良好的医患关系对康复治疗的目标达到起着重要的作用？

（杨少华）

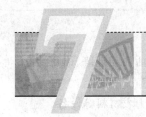

第七章

康复医学科的设置和常用设备

一、内 容 精 要

（一）康复医学科的功能与作用

综合医院康复医学科是在康复医学理论指导下,应用功能评定和物理治疗、作业治疗、言语治疗、心理康复、传统康复治疗、康复工程等康复医学诊断和治疗技术,为患者提供全面、系统的康复医学专业诊疗服务的临床科室。综合医院应当根据医院级别和功能提供康复医疗服务,以疾病、损伤的急性期临床康复为重点,与其他临床科室建立密切协作的团队工作模式,选派康复医师和治疗师深入其他临床科室,提供早期、专业的康复医疗服务,提高患者整体治疗效果,为患者转入专业康复机构或回归社区、家庭作好准备。综合医院应当与专业康复机构或者社区卫生服务中心建立双向转诊关系,实现分层级医疗,分阶段康复,使患者在疾病的各个阶段均能得到适宜的康复医疗服务,提高医疗资源利用效率。

（二）康复医学科的组成部分

康复医学科一般应设门诊、康复评定与治疗室、病房 3 部分。

1. 门诊　设置专门的诊室接诊门诊患者,并提供咨询服务等工作。

2. 康复评定与治疗室　最基本的设置物理治疗室(包括运动治疗和理疗室)、作业治疗室、言语治疗室、传统康复治疗室、康复工程室等。

3. 二级以上综合医院康复医学科必须设置独立康复病房。三级综合医院康复医学科床位数不少于医院总床位的 2%～5%;二级综合医院康复医学科康复床位数不少于医院总床位的 2.5%。

（三）康复医学科的人员构成

康复医学科的人员配备主要是:康复医师、康复护士、物理治疗师、作业治疗师、语言治疗师,在规模较大的功能齐全的康复医学科或康复中心应配备有心理治疗师、支具与矫形器师、文娱治疗师、社会工作者等。

（四）康复医学科的诊疗场地与设施的具体要求

1. 根据卫生部《综合医院康复医学科基本标准》的最新要求,二级、三级综合医院康复医学科门诊和治疗室总使用面积分别不少于 $500m^2$ 和 $1000m^2$。

2. 病房每床使用面积不少于 $6m^2$,床间距不少于 1.2m,以方便轮椅在床之间转动。

3. 康复医学科应设在医院中比较方便有功能障碍患者抵离的处所。康复医学科门诊、病区及相关公用场所、通行区域和患者经常使用的主要公用设施应采用无障碍设计和防滑地面。

4. 康复医学科特别是治疗室的地板、墙壁、天花板及有关管线应易于康复设备及器械的牢固安装、正常使用和经常检修。

5. 治疗室应有良好的通风和室温的调节设备,对于不同功能与作用的治疗室进行一些装饰,色彩的设计与布置应有利于患者的治疗与训练。

（五）康复医学科的常用设备分类

1. 功能评定设备　包括心肺功能、运动功能、感觉功能、日常生活活动能力,认知功能、语言功能、吞咽功能等评定设备。

2. 治疗训练设备 包括运动治疗、物理因子治疗、作业治疗、日常生活活动训练、语言治疗、吞咽治疗、认知治疗、文娱治疗及传统康复治疗等训练治疗设备。

3. 康复工程设备 包括各种支具、假肢、矫形器与辅助器具制作、压力衣材料等设备。

二、疑难解析

康复医学科的人员组成要求

康复人力资源是康复医学科发展的重要影响因素,根据《综合医院康复医学科建设与管理指南》和《综合医院康复医学科基本标准》的最新要求,康复医学科的人员组成如下。

1. 构成 康复医学科的人员配备主要是:康复医师、康复护士、物理治疗师、作业治疗师、语言治疗师,在规模较大的功能齐全的康复医学科或康复中心应配备有心理治疗师、支具与矫形器师、文娱治疗师、社会工作者等。

2. 比例 对于设置有康复病房的二、三级综合医院,人员比例根据病床数及科室业务量配备。每床至少配备0.25名医师,其中至少有1~2名具有副高以上专业技术职务任职资格的医师;1名具备中医类别执业资格的执业医师,每床至少配备0.5名康复治疗师、0.3名护士。对于规模较小而没有设置康复病房的康复医学科至少应有1~2名康复医师和2~4名治疗师,才能更好地配合开展康复医学诊疗工作。

3. 资质

(1)康复医师 具有医师资格证书后,经注册具有康复医学专业的执业范围的医师执业证书。

(2)康复治疗师 应具有大专、中专康复治疗专业毕业证书的毕业生,或通过全国卫生专业技术资格的康复治疗师(士)考试并取得康复治疗师(士)资格证书者。

(3)康复护士 基本同临床各科护士要求,有条件的应接受康复医学的专业培训或继续教育学习。

(4)其他 支具与矫形器师、心理治疗师、社会工作者等也须有相关专业的毕业证书和专业技术资格认证。

我国康复医学要实现与国际接轨,就必须进一步建立和规范康复医学专业人员的资质准入制度,加快人才培养,提高康复医师和治疗师队伍的内涵素质。

三、习 题

(一)单选题

1. 康复病房每床使用面积不少于(　　)

　　A. 5m² 　　B. 6m² 　　C. 7m² 　　D. 8m² 　　E. 9m²

2. 康复病房每床的床间距不少于(　　)

　　A. 1.2m 　　B. 1.3m 　　C. 1.4m 　　D. 1.5m 　　E. 1.6m

3. 不属于康复治疗师的是(　　)

　　A. 物理治疗师 　　B. 作业治疗师 　　C. 语言治疗师

　　D. 心理治疗师 　　E. 药师

4. 康复医学科治疗训练设备是(　　)

　　A. 运动治疗设备 　　B. 物理因子治疗设备 　　C. 作业治疗设备

　　D. 语言治疗设备 　　E. 以上均是

5. 不属于康复医疗设备的是(　　)

　　A. 捏力器 　　B. 多导联心电图 　　C. 激光治疗仪

D. 系列沙袋   E. 砂磨板

6. 在下列理疗设备中属于中频设备的是(　　)

    A. 紫外线治疗仪   B. 经皮神经电刺激(TENS)治疗仪

    C. 音频电疗仪   D. 微波治疗仪

    E. 骨质疏松治疗仪

7. 在下列理疗设备中属于低频设备的是(　　)

    A. 激光治疗仪   B. 经皮神经电刺激(TENS)治疗仪

    C. 立体动态干扰电疗仪   D. 超短波治疗仪

    E. 磁振热治疗仪

8. 在下列理疗设备中不属于高频设备的是(　　)

    A. 短波治疗仪   B. 神经肌肉电刺激电疗仪   C. 微波治疗仪

    D. 超短波治疗仪   E. 毫米波治疗仪

9. 下列哪项不属于运动疗法室基本设备(　　)

    A. 训练用扶梯   B. 训练用垫   C. 平行杠、肋木

    D. 姿势矫正镜功能牵引   E. 股四头肌训练器

10. 下列哪项设备属于功能评定室设备(　　)

    A. 肌电图仪   B. 功能牵引网架   C. 上、下肢持续被动活动器

    D. 经皮神经电刺激仪   E. 腕关节旋转运动器

(二) 多选题

11. 康复医学科的组成部分是(　　)

    A. 门诊   B. 药房   C. 病房

    D. 康复评定室   E. 康复治疗室

12. 属于康复治疗室的是(　　)

    A. 物理治疗室   B. 作业治疗室   C. 病房

    D. 肌电图室   E. 针灸推拿室

13. 属于神经电生理学检查设备的是(　　)

    A. 肌电图仪   B. 诱发电位检查仪   C. 多导联心电图仪

    D. 电诊断仪   E. 平衡检测仪

14. 康复医学科的人员组成是(　　)

    A. 康复医师   B. 物理治疗师   C. 语言治疗师

    D. 检验师   E. 支具与矫形器师

15. 运动疗法室基本设备是(　　)

    A. 平行杠   B. PT 训练床   C. 脉冲磁治疗仪

    D. 悬吊训练治疗系统   E. 多功能治疗床

(三) 简答题

1. 简述康复医学科的功能与作用。

2. 康复医学科由哪些部分组成?

3. 康复医学科的常用设备分类有哪些?

4. 康复医学科的人员构成是什么?

(张翠芳)

第八章

康复医学科诊疗工作常规

一、内 容 精 要

（一）康复病历的特点

康复医学科的诊疗对象主要是有功能障碍需要全面康复的残疾人或（和）具有功能障碍的慢性病、老年病患者。康复病历与其他临床科室的病历不同，有其自身的特点，特别强调以功能障碍和功能评定为中心，注重综合评估及重视三期评定。因此其病历的书写，也要充分反映出康复医学的特点。它主要包括对患者进行问诊、体格检查、功能评定、各种实验室检查、影像学检查、诊断、康复诊疗计划等几方面。

（二）康复医学科病历中现病史（病残史）的主要内容

包括疾病史及残障史。应围绕主诉，叙述疾病、损伤或残疾发生的时间、诱因和原因、经过、演变、诊治过程及目前状况。与一般病历所不同的是要侧重描述以下几个方面：①身体伤病原发的部位及由此造成功能障碍的部位、时间；②功能障碍的内容、性质和程度；③功能障碍对患者日常生活和社会生活方面产生的影响；④疾病的趋势与以往诊治的情况。

（三）康复治疗记录的内容与要求

1. 治疗单上应填写患者的姓名、性别、年龄、科别、床号、病历号等以便核对、统计和归档等。

2. 记录的内容为治疗次数、日期、部位、方法、剂量、时间、特殊反应（如局部有肿胀、烫伤、过敏反应，以及心率、呼吸、脉搏、血压等全身反应等）。

3. 疗程结束后可进行疗效的评定，同时可进行一些专项指标的观察与记录。

4. 治疗师签名。

（四）康复医学科门诊接待工作常规

1. 康复医学科门诊医师接受门诊或转诊患者，应认真询问病史、进行相应的体格检查、必要的实验室检查和影像学检查，经过分析作出明确诊断后，确定康复治疗方案。按上述的步骤在门诊病历上书写和记录，包括处置方法和本科治疗项目。然后填写治疗单、治疗证，请患者交费后到相关治疗室进行治疗。需要住院的患者予以办理相关手续收入病房。对不适宜进行本科治疗的患者应介绍可就诊的其他相关科室。

2. 康复医学科门诊也可以接受临床各科医师确诊后需要进行康复治疗的患者，一般由该科医师在门诊病历上写明诊断和转诊意见，嘱患者挂号后到康复医学科就诊，经康复医学科医师接诊作相应的检诊后，确定康复治疗方案后到相应治疗室治疗等，步骤同1。

3. 门诊患者若中途停止治疗1周以上，须经本科医师复查，确定是否按原方案或重新制订治疗方案进行治疗。

4. 治疗师接到治疗单后作出相应的记录，具体安排治疗时间，给患者进行治疗。

5. 疗程完成后，治疗师应对治疗效果进行初步的评定，并请患者到本科门诊医师复查，以决定是否继续进行治疗。

6. 本科医师应对接受治疗的患者定期复查,了解治疗效果及病情变化等,修改治疗方案,并将复查情况作出记录。

（五）治疗室工作常规

1. 治疗师按时上班,做好开诊前准备工作,如备好评定或治疗用的仪器设备、电极、衬垫、用具与材料,打开设备的预热开关等。

2. 治疗前检查机器电源是否正常,电流表和各输出旋钮是否处于零位,输出导线有无破损。

3. 治疗前应仔细核对患者姓名、治疗种类、方法、部位、剂量,按照医嘱及治疗要求进行治疗,并向患者交代治疗中应有的感觉反应及注意事项,治疗过程中注意观察患者反应,理疗过程中经常巡视、了解情况,发现问题及时处理。

4. 小儿治疗注意事项

（1）消除患儿恐惧心理,使患儿安静,取得合作,必要时先示范诱导。

（2）电极大小适宜,并用固定带或绷带固定。

（3）操作细致,注意患儿表情。

（4）小儿治疗剂量略小于成人。

5. 严格执行各种治疗操作常规,防止医疗事故或医疗差错的发生。

6. 患者治疗结束后,作好各种治疗记录。

7. 工作完毕、下班前,应关好仪器设备,切断电源,并注意关好门窗、水电等设施。

8. 对各种仪器与设备、用品、药品应分工负责管理,定期检查、领取、更换、维修与保养、报废等。

二、疑 难 解 析

治疗处方的意义及要求

康复医师要通过康复评定会的形式统一各专业的治疗目标、原则、方法,以康复治疗处方的形式明确各治疗成员所要完成的康复治疗工作。康复治疗处方就是康复医师向康复治疗技师下达的康复治疗医嘱,具有法律效应,康复处方是完成各项治疗的依据,在处方中,应有诊断、治疗目的和具体实施方法,如治疗部位、治疗种类、剂量、时间、频度、次数、强度及注意事项等。治疗处方能为治疗和管理提供永久记录,在以后的治疗和疗效评定中作为参考依据。

由于康复治疗的种类各异,治疗的目的和要求也不同,因此,各种处方的具体要求也有不同,如物理因子治疗处方中的电、光、声、磁、水、蜡等治疗应注明电极大小、电流量、刺激强度、照射距离、声头位置、磁场强度、温度等,牵引疗法应写明牵引的重量方式、时间、角度等;运动疗法、作业疗法、言语疗法等也都有不同的具体要求。

三、习　　题

（一）单选题

1. 康复病历的特点不正确的是(　　　)
    A. 以功能障碍为中心　　　B. 以疾病为中心　　　　　C. 以功能评定为中心
    D. 注重综合评估　　　　　E. 重视三期评定

2. 不是住院病历一般资料内容的是(　　　)
    A. 主诉　　　B. 姓名、性别、年龄　　　C. 入院日期　　　D. 职业　　　E. 籍贯

3. 住院病历的主诉是(　　　)
    A. 患者过去的健康情况及患过何种疾病

B. 就诊时最主要的症状、功能障碍、主要伴随症状及这些症状持续的时间

C. 疾病史及残障史

D. 精神状况、生活方式

E. 家族遗传病史

4. 不属于治疗处方种类的是（   ）

   A. 药物处方　　　　　　B. 物理因子治疗处方　　C. 作业疗法处方

   D. 言语疗法处方　　　　E. 运动疗法处方

5. 康复治疗记录内容错误的是（   ）

   A. 治疗次数、日期　　　B. 治疗的部位、方法　　C. 治疗的药物

   D. 治疗的剂量、时间　　E. 治疗的特殊反应

6. 属于康复病历内容的是（   ）

   A. 主诉、现病史、功能评定、康复诊断

   B. 住院康复病历、门诊康复病历、社区康复病历

   C. 治疗前仔细核对患者姓名、治疗种类、方法、部位、剂量

   D. 运动疗法处方

   E. 治疗的特殊反应

7. 康复病历按医疗部门分类正确的是（   ）

   A. 住院康复病历、门诊康复病历、社区康复病历

   B. 综合康复病历、分科康复病历

   C. 住院康复病历、分科康复病历

   D. 住院康复病历、门诊康复病历

   E. 社区康复病历、门诊康复病历

8. 不属于住院病历个人史内容的是（   ）

   A. 生活方式　　　　　　B. 饮食习惯

   C. 工作经历、收入　　　D. 患者过去的健康情况及患过何种疾病

   E. 居住条件

9. 不属于治疗室工作常规的是（   ）

   A. 功能评定、康复诊断

   B. 治疗师按时上班，做好开诊前准备工作

   C. 治疗前仔细核对患者姓名、治疗种类、方法、部位、剂量

   D. 理疗过程中经常巡视、了解情况

   E. 患者治疗结束后，作好各种治疗记录。

10. 不属于住院病历过去史内容的是（   ）

   A. 外伤史　　　　　　　B. 手术史　　　　　　　C. 中毒及输血史

   D. 过敏史　　　　　　　E. 月经史、婚育史

（二）多选题

11. 康复病历按病历性质分类有哪些（   ）

   A. 住院康复病历　　　　B. 门诊康复病历　　　　C. 社区康复病历

   D. 综合康复病历　　　　E. 分科康复病历

12. 属于康复病历的特点有哪些（   ）

   A. 以功能障碍为中心　　B. 以疾病为中心　　　　C. 以治疗为中心

   D. 注重综合评估　　　　E. 强调三期评定

（三）简答题

1. 简述康复病历的特点。
2. 康复处方包括哪些内容？
3. 康复治疗记录包括哪些内容？
4. 简述治疗室工作常规。

（张翠芳）

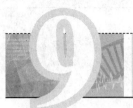

第九章

发育概论和评定

一、内容精要

（一）人体发育概论

1. **基本概念** 人体发育是人体结构和功能按着一定规律分化、发育、统合的过程,是一种多样化、复杂化的过程,即从生命开始到生命结束的过程。人体发育学属于发育科学的分支领域,是研究人体发生、发育全过程及其变化规律的科学,包括对人生各个阶段的生理功能、心理功能、社会功能等方面的研究。

2. **发展简史** 中国学者及西方国家学者对人体生理、心理、社会发育等进行了一些研究,中国古代哲学家、教育家、医学家在人体生长发育上也有阐述各自观点,也涉及很多儿童心理发育方面的问题,散见于各种书籍,但尚未作为一门独立学科在中国出现。相反,西方学者对其研究较为深入。近现代中西方学者对这方面研究有了较大发展。

3. **基本理论** 国内外众多学者对人体生长发育的认识进行了探索和研究,并形成各自理论,如达尔文的进化理论、以格塞尔为代表的成熟理论、弗洛伊德的精神分析理论、埃里克森的心理社会发育理论、以华生与斯金纳为代表的行为主义学习理论、以皮亚杰为代表的认知发育理论、科尔伯格的道德发育理论。

4. **正常发育规律** 人的生长发育是一个连续、渐进的过程,遵循由上到下、由近到远、由粗到细、由低级到高级、由简单到复杂的规律,而且发育具有不平衡性、个体性特点。根据各阶段的特点可将人生全过程划分为 8 个年龄阶段。影响生长发育的因素有生物学因素、环境因素、综合因素。

（二）发育评定

1. **体格发育评定** 常用的体格生长发育指标有体重、身高(长)、坐高(顶臀长)、头围、胸围、上臂围、身体比例与匀称性。一般从发育水平、生长速度和身体匀称 3 个方面进行评定。应用统一、准确的工具或方法,测量各项发育指标。

2. **运动发育评定** 指依据小儿运动发育的规律、运动与姿势发育的顺序,以及肌力、肌张力、关节活动度、反射发育、运动类型等特点,综合判断是否存在运动发育落后、运动障碍及运动异常。临床可采用较为公认、信度、效度好的评定量表,如格塞尔发育诊断量表、贝利婴儿发育量表、粗大运动功能评定量表、Peabody 运动发育评定量表、GM Trust 全身运动评估、Alberta 婴儿运动量表、功能独立性评定儿童用量表(WeeFIM)等。

3. **神经心理发育评定** 儿童神经心理发育评定是对儿童在感知、语言和心理等过程中的各种能力进行评定,判断儿童神经心理发育的水平。由经专门训练的专业人员根据实际需要选用适宜的评定量表,不可滥用。主要可分为筛查性测验、诊断性测验及适应性行为评定 3 类。

4. **影响因素及异常发育** 影响儿童生长发育的因素,有出生前病因、出生后病因、与围生期因素相关的发育障碍和后天因素所导致的发育障碍。临床较为常见的发育障碍或异常发育如下。

(1)运动功能障碍:可由先天因素及后天因素所产生,往往是与运动功能有关的运动系统、神经系统损伤所致。

（2）行为障碍或异常：行为障碍可见于多种疾病，而神经精神疾病是最常见的。儿童行为障碍或异常，往往表现在运动行为、生物行为、性格行为和社会行为等方面异常。

（3）言语和语言障碍：语言障碍是指语言的理解、表达以及交流过程中出现的障碍，包括语言发育迟缓、发育性语言困难、后天获得性失语等，语言障碍除了言语障碍外，还包括书面语和手语等交流障碍。言语障碍可表现在发音、言语连接、言语流畅及言语速度以及词义表达等方面发生障碍。

（4）学习障碍：属于特殊障碍，是指在获得与运用听、说、读、写、计算、推理等特殊技能上有明显困难，并表现有相应的多种障碍综合征。

（5）精神发育迟滞：也可称为智力落后，智力损伤发生在发育时期，智力功能明显低于一般水平，以及适应社会环境日常要求的能力有明显损害。具体表现为社会适应能力、学习能力和生活自理能力低下，其言语、注意、记忆、理解、洞察、抽象、思维、想象等心理活动能力都明显落后于同龄儿童。

（6）孤独症（autism）：又称儿童孤独症，自闭症，是一组终身性、固定性、具有异常行为特征的广泛性发育障碍性疾病，以男性多见，起病于婴幼儿期，主要表现为不同程度的言语发育障碍、人际交往障碍、兴趣狭窄和行为方式刻板。

（7）重症身心发育障碍：重症身心发育障碍是指运动和智力发育重度障碍，难以完成具有功能性动作，精神发育迟滞表现为"痴呆"。在家看护困难，在康复设施下不能接受集体生活指导。

二、疑 难 解 析

1. 小儿为"纯阳"之体和"稚阴稚阳"学说　前者主要指小儿生机蓬勃，发育迅速。后者认为小儿脏腑娇嫩、形气未充。

2. "本我"、"自我"和"超我"　弗洛伊德将一个人的精神世界分为 3 个方面，即"本我"、"自我"和"超我"：①"本我"是与生俱来的，包含各种欲望和冲动，是无意识的、非道德的，服从于"快乐原则"；②"自我"是从"本我"中发展而来，代表人们在满足外部现实制约的同时，满足本我的基本冲动的努力，是有意识的、理性的、按"现实原则"行事；③"超我"代表着社会的伦理道德，按"至善原则"行动，限制"自我"对"本我"的满足。

3. 人的生长发育的一般规律　人的生长发育是一个连续、渐进的过程，如胎儿形态发育首先是头部，然后为躯干，最后为四肢；出生后运动发育的规律是先抬头后抬胸，再会坐立行（由上到下）；从臂到手，从腿到脚的活动（由近到远）；从全手掌抓握到手指抓握（由粗到细）；先画直线后画圈图形（由简单到复杂）；先会看、听、感觉事物和认识事物，发展到有记忆思维分析和判断（由低级到高级）。

三、习　　题

（一）单选题

1. 儿童在语言、说话、阅读和社会交往技能方面的发育障碍，这些障碍不包括视、听觉障碍和智力障碍，属于（　　）

    A. 孤独症　　　　　　　　B. 精神发育迟滞　　　　　　　C. 学习障碍

    D. 注意缺陷多动障碍　　　E. 脑性瘫痪

2. 美国的《发育与行为儿科学杂志》发行于（　　）

    A. 20 世纪 60 年代以前　　B. 20 世纪 60 年代以后　　　C. 20 世纪 70 年代以后

    D. 20 世纪 80 年代以前　　E. 20 世纪 80 年代以后

3. 《儿童心理之研究》的作者是（　　）

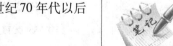

A. 艾华   B. 陈大齐   C. 陈鹤琴

D. 黄翼   E. 朱智贤

4. 弗洛伊德将一个人的精神世界分为(　　)

  A. 2 个方面   B. 3 个方面   C. 4 个方面

  D. 5 个方面   E. 6 个方面

5. 埃里克森心理社会发育理论的完善对沮丧阶段的年龄应是(　　)

  A. 20 ~ 40 岁   B. 40 ~ 60 岁   C. 青春期

  D. 成年期   E. 老年期

6. 视觉发育的关键期被认为生后(　　)

  A. 3 个月内最敏感   B. 5 个月内最敏感   C. 半年内最敏感

  D. 9 个月内最敏感   E. 1 年内最敏感

7. 人类语言学习的关键期一般在(　　)

  A. 1 ~ 2 岁以前   B. 2 ~ 3 岁以前   C. 3 ~ 4 岁以前

  D. 4 ~ 5 岁以前   E. 5 ~ 6 岁以前

8. 正常婴儿巴宾斯基征可呈现阳性的年龄为(　　)

  A. 6 个月以下   B. 1 岁以下   C. 2 岁以下

  D. 18 个月以下   E. 3 岁以下

9. 正常健康小儿前囟约半数闭合时间为(　　)

  A. 0.5 ~ 1 岁   B. 1 ~ 1.5 岁   C. 1.5 ~ 2 岁

  D. 2 ~ 2.5 岁   E. 2.5 ~ 3 岁

10. 人类建立和保持正常姿势运动的基础是(　　)

  A. 原始反射的发育   B. 生理反射的发育   C. 立直反射的发育

  D. 平衡反应的发育   E. 立直反射与平衡反应的发育

11. 能讲述简单的故事情节的年龄为(　　)

  A. 2 岁   B. 3 岁   C. 4 岁   D. 4.5 岁   E. 5 岁

12. 长久记忆又分为(　　)

  A. 注意和记忆   B. 再认和再现   C. 再认和记忆

  D. 理解和记忆   E. 再现和记忆

(二) 多选题

13. 皮亚杰提出儿童心理或思维发展的 4 个主要阶段是(　　)

  A. 感知运动阶段   B. 前运算阶段   C. 后运算阶段

  D. 具体运算阶段   E. 形式运算阶段

14. 生长发育的一般规律应包含(　　)

  A. 由上到下   B. 由近到远   C. 由粗到细

  D. 由低级到高级   E. 由简单到复杂

15. 中枢神经系统的发育具有以下特点(　　)

  A. 胎儿期神经系统的发育领先于其他系统

  B. 4 岁时脑重为出生时的 4 倍

  C. 出生时神经细胞数量已与成人相同

  D. 神经髓鞘的形成和发育在 2 岁左右完成

  E. 2 岁左右突触的密度约为成人的 1 倍半

16. 脑发育的关键期具有以下特点(　　)

  A. 脑在结构和功能上都有很强的适应和重组能力

B. 易于受环境的影响

C. 不易于受环境的影响

D. 视觉发育的关键期被认为生后半年内最敏感

E. 人类语言学习的关键期,一般在 5~6 岁以前

17. 脑的可塑性是指(　　　)

A. 经验可改变脑的结构　　　　　　　B. 未成熟脑的可塑性最强

C. 不可变更性与可代偿性　　　　　　D. 可变更性与可代偿性

E. 经验不可影响脑的功能

18. 新生儿早期社会行为的特点是(　　　)

A. 对人类语声较其他声音更敏感和偏爱

B. 喜欢注视真正的人面

C. 能区分自己和他人的反应

D. 较多的注视自己的镜像

E. 眼神和发音表示认识父母

19. 可致运动功能障碍的主要原因是(　　　)

A. 神经系统损伤　　　　B. 运动系统损伤　　　　C. 免疫系统损伤

D. 循环系统损伤　　　　E. 呼吸系统损伤

20. 脑性瘫痪主要表现为(　　　)

A. 运动障碍　　　　　　B. 姿势异常　　　　　　C. 智力落后

D. 行为异常　　　　　　E. 癫痫

21. 属于行为障碍或异常的是(　　　)

A. 口吃　　　　　　　　B. 多发性周围神经炎　　C. 进行性肌营养不良

D. 儿童擦腿综合征　　　E. 注意缺陷多动障碍

22. 学习障碍儿童(　　　)

A. 大部分从外表上看与正常儿不同　　B. 视觉-空间知觉障碍

C. 注意力较集中　　　　　　　　　　D. 协调运动障碍

E. 情绪不稳定

(三) 名词解释

1. 学习障碍

2. 生长发育

3. 人体发育学

4. 精神发育迟滞

(四) 简答题

1. 简述异常发育及其影响因素。

2. 简述发育评定内容。

3. 简述生长发育的一般规律。

4. 简述重症身心发育障碍的主要临床表现。

(周立峰)

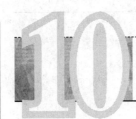

第十章

胎儿期发育

一、内 容 精 要

（一）胎儿发育规律

1. 胎儿发育进程　胎儿在宫内发育主要分胚芽期(0~2周)、胚胎期(3~8周)、胎儿期(9~40周)3个阶段,其中胚胎期是胎儿生长发育的关键时期,极易受到外界因素的影响。胎儿在母体内生长发育迅速,其中神经系统发育最快,头围是脑生长的指标,但增长太快可能异常,如脑积水。

2. 胎儿功能发育

(1)胎儿期生理功能发育:胎儿的生理功能在胚胎期后进一步发展,在宫内便能够吞咽、排尿、呼吸和哭泣,7个月以后就具备了子宫外存活能力。胎儿期是脑发育的第一个高峰,正常胎儿神经系统的发育最快是妊娠中期到出生后18个月之间,在胎儿发育早期,主要是神经元数量增多,妊娠第8周起胎儿脑细胞开始增殖;妊娠中晚期胎儿脑细胞增殖达到最高峰,至出生时大脑有近130亿~180亿个神经细胞,皮层脑细胞数目已与成人基本相同,胎儿后期则主要是细胞的增大和神经轴突的分支以及髓鞘的形成。

(2)胎儿期运动功能发育:胎儿期最初的运动形式是反射和胎动。最初的运动为呼吸、摄取、排泄等自主神经功能为主的运动,以后逐渐发育成屈曲反射等防御功能相关的运动,进一步出现把握、表情、姿势的保持和站立反射等功能。成熟的原始运动最初都是以集合运动的形式出现,具有向全身扩展的倾向,然后出现局限于四肢部分的运动。与这些运动变化对应的中枢神经系统髓鞘逐渐形成。

(3)胎儿感知和言语发育:胎儿在功能已具有一定的感知能力,4~5个月的胎儿已能对视觉刺激产生灵敏反应,5~6个月即开始建立听觉系统,可以听到透过母体的频率为1000Hz以下的外界声音,胎儿的嗅觉感受器到7~8个月时已相当成熟,8个月左右已产生了听觉记忆,妊娠末期的胎儿可接受言语、音乐等外界刺激并获得经验,这均为胎儿的学习及胎教提供了可能性。

（二）胎儿发育监测

1. 胎儿发育监测途径　可对"育儿箱"的早产儿进行研究,现代科技为观察胎儿在宫内发育情况提高可能。

2. 胎儿监测方法及内容　通过检测胎动等情况,了解胎儿是否在宫内有乏氧等危险因素存在,产前的B超检查可了解胎儿的发育是否落后等,绒毛细胞检测可对一些遗传疾病进行筛查,羊水中卵磷脂与鞘磷脂比值可监测胎儿肺成熟度,宫内Apgar评分对于小于胎龄儿及过期产儿可以很好地预测围生期结局。

（三）胎儿发育影响因素及异常发育

1. 胎儿发育影响因素　孕妇怀孕前3个月患病对胎儿影响最大,微生物等的感染会造成胎儿的畸形,虽然胎盘可保护胎儿不受母体的感染,但一些疾病仍会传染给胎儿,母亲的一些全身性疾病也会直接影响胎儿的生长发育,同时孕妇的一些不良嗜好如吸烟,或情绪、外界环境影响等多会对胎儿造成影响。

2. 胎教与胎儿发育　音乐胎教、运动胎教、言语胎教、光照胎教为目前公认的行之有效的几种主要胎教方法,其中音乐胎教是各种胎教方法中的首选措施。

3. 胎儿异常发育　畸胎有身体有缺陷/不健全和身体一部分/全部的过度生长或生长重复两种。遗传性疾病造成的胎儿畸形与生命缺陷后果相当严重。早产儿、极低出生体重儿其死亡率、伤残率较高。

二、疑难解析

缺氧缺血性脑病　新生儿缺血缺氧性脑病(HIE)是由于围生期窒息而导致的新生儿脑缺氧缺血性损害,临床出现一系列脑病的表现。HIE 是围生期足月儿脑损伤最常见的疾病,严重缺血缺氧性脑病病死率高,存活者可遗留永久性的神经功能缺陷,如智力低下、脑性瘫痪(脑瘫)及癫痫。病因包括①产妇患有妊娠高血压综合征、心肺疾病、大出血及严重贫血等;②胎盘早剥、胎盘功能或结果异常;③胎儿发育迟缓、过期产、脐带绕颈或压迫;④胎位异常、滞产等。

三、习　题

(一)单选题

1. 孕妇可以自觉胎动是在孕(　　)
   A. 18～20 周　　　　　　B. 16～20 周　　　　　　C. 16～21 周
   D. 15～20 周　　　　　　E. 18～24 周

2. 胎儿末期(8 个月左右)已发生了什么记忆(　　)
   A. 听觉记忆　　　　　　B. 视觉记忆　　　　　　C. 形象记忆
   D. 抽象记忆　　　　　　E. 模仿记忆

3. 胎教中首选的方法(　　)
   A. 运动胎教　　　　　　B. 光照胎教　　　　　　C. 言语胎教
   D. 音乐胎教　　　　　　E. 其他

4. 中枢系统的髓鞘化的发育规律是(　　)
   A. 从脊髓向脑干以上中枢发展　　　　B. 从脑干向脊髓发展
   C. 从皮层向脊髓发展　　　　　　　　D. 髓鞘化最后完成年龄在 1 岁以内
   E. 髓鞘化最后完成部位是视神经纤维

5. 胎儿期(　　)
   A. 180 天　　B. 200 天　　C. 230 天　　D. 250 天　　E. 280 天

6. 胎儿的记忆描述哪项不正确(　　)
   A. 记忆是人脑的高级功能,它是在脑内储存和提取信息,从而使用信息的过程
   B. 婴儿记忆产生于出生后几个小时内
   C. 胎儿末期(8 个月左右)已发生了听觉记忆
   D. 胎儿在妊娠末期已具有了初步的听觉记忆能力
   E. 胎儿在妊娠末期已具有了初步的视觉记忆能力

7. 哪个孕期最容易受放射线、药物、感染及代谢毒性产物或胎内某些病变等因素的影响,不利胚胎发育成长,可致胎儿畸形(　　)
   A. 胚芽期　　　　　　　B. 胚胎期(受精后 3～8 周)　C. 胎儿期
   D. 胚胎期(受精后 2～8 周)　E. 胚芽期(受精后 0～3 周)

8. 多大胎龄的胎儿具有听觉功能,可以接受、听到透过母体的频率为 1000Hz 以下的外界声音,可进行胎教(　　)
   A. 3 个月　　　　　　　B. 3～4 个月　　　　　　C. 5～6 个月
   D. 7～8 个月　　　　　　E. 9～10 个月

9. 胎儿死亡的前兆往往是（　　　）
　　A. 剧烈的痉挛　　　　　B. 缓慢的蠕动或扭动　　　C. 胎动
　　D. 胎动消失　　　　　　E. 以上均有可能

10. 孕妇怀孕期间患病对胎儿影响最大的月份是（　　　）
　　A. 0～2 个月　　　　　B. 0～3 个月　　　　　C. 0～4 个月
　　D. 0～5 个月　　　　　E. 0～7 个月

（二）多选题

11. 胎儿的最初的动作形式主要是（　　　）
　　A. 胎动　　　　B. 反射　　　　C. 笑　　　　D. 吸吮　　　　E. 排尿排便

12. 正常孕期包括哪些时期（　　　）
　　A. 胚芽期　　　B. 胚胎期　　　C. 胎儿期　　　D. 着床期　　　E. 分娩期

13. 宫内胎儿发育的检测指标（　　　）
　　A. 胎动　　　　　　　　B. 胎儿神经系统检查　　　C. 胎心率检查和胎儿心电图
　　D. 母亲和胎儿实验室检查　E. 胎儿宫内评分

14. 行之有效的胎教方法主要有（　　　）
　　A. 音乐胎教　　　　　　B. 运动胎教　　　　　C. 言语胎教
　　D. 光照胎教　　　　　　E. 康复工程

15. 怀孕 9 周的胎儿可出现下列哪些运动形式（　　　）
　　A. 表情　　　　　　　　B. 口唇运动　　　　　C. 肛门运动
　　D. 四肢屈曲反射　　　　E. 呼吸运动

（三）名词解释

1. 胎儿期
2. 畸胎
3. 早产儿
4. 胎动

（四）简答题

1. 胎儿宫内发育分期。
2. 胎儿发育的影响因素。
3. 胎儿的运动形式。

（金翊思）

第十一章

婴儿期发育

一、内容精要

（一）婴儿运动功能发育

1. **运动发育规律** 掌握婴儿运动功能发育规律，是了解婴儿运动发育情况的最主要手段，每个婴儿的运动发育速度是不一样的，但如果落后超过 3 个月以上，应高度怀疑其运动发育落后，及早采取干预措施。婴儿大脑的可塑性极强，干预措施发生的越早，婴儿未来运动发育的改善的效果也将越明显。

（1）粗大运动发育规律：刚出生的婴儿运动功能极度落后，甚至连抬头都不能，在未来一年里婴儿的运动功能迅速发展，每个月都会发现其明显的进步，同时伴有各种原始反射的消失，因此应掌握不同月龄婴儿哪些反射及姿势应该出现，哪些反射应该消失，如延迟出现或延迟消失，其具有什么意义。

（2）精细运动发育规律：婴儿期的精细运动及手眼协调能力尚在初步发展阶段，但此阶段精细运动发育状况直接影响小儿未来的精细运动水平。婴儿阶段，由于姿势控制能力仍较差，双手还未得到完全的解放，精细运动能力受限，由无意识抓握向随意抓握发育，由手掌尺侧抓握向桡侧抓握发育，由全手掌抓握向对指抓握发育，最后能放开物体。

2. **运动功能发育评定**

（1）粗大运动发育评定：主要进行肌力、肌张力的评定。评定可参见一些常用的量表。小儿肌张力的评定比较特殊，需观察动态、静态肌肉的状况，被动运动观察肌肉阻力的同时，还要进行关节活动度检查，婴儿不同月龄角度也不同。

（2）精细运动发育评定：根据不同月龄婴儿精细动作发育顺序、手眼协调能力发育顺序进行评定。

（二）婴儿认知功能发育

1. **认知功能发育规律** 认识过程建立在感知觉的基础上，通过记忆、思维、概括、推理、想象而完成对外界事物本质的把握及其规律性的了解。它具有多维性、相对性、联想性、发展性、先占性、整合性等特征，并与脑的功能相对应。

（1）认知功能发育过程：婴儿已经具备了一定的记忆、注意、思维、学习能力，并具备了视觉、味觉、听觉等的感知能力，但这些能力还未得到完全的发展，不同月龄具有不同的能力。

（2）认知功能发育特点：个体对外部环境的大多数感知信息都由视觉提供，视觉信息反馈处理阶段、物体辨认阶段、精细辨认物体阶段。思维的发育也经过反射练习期、初级循环反应阶段、二级循环反应阶段、二级图式的协调期 4 个阶段。

2. **认知功能发育评定** 婴儿期认知功能发育评定量表有新生儿行为评定量表、Brazelton 新生儿行为评估表、我国常用婴幼儿认知发育筛查与测评量表、格塞尔发育诊断量表、丹佛发育筛查测验、贝利婴儿发育量表、我国"0～3 岁小儿精神发育检查表"等。

（1）新生儿认知功能发育评定：可对新生儿的反射行为进行评定，所用量表有"新生儿评等量表（行为记分表）"。

（2）婴儿认知功能发育评定：单独的婴儿认知评定量表较少，多为婴幼儿认知评定量表，如：我国常用婴幼儿认知发育筛查与测评量表等。婴幼儿期是视觉发育的关键阶段，早期、及时发现视觉异常非常重要，应对婴儿视觉功能进行评定。

（三）婴儿情绪情感及社会功能发育

1. 情绪情感及社会功能发育规律　情绪与有机体的生理性需要相联系，其产生都是与个体的动机是否实现、需要是否满足有关。得到满足则产生积极的情绪体验（满意、愉快、喜悦等），反之则产生消极的情绪体验（不满意、痛苦、忧虑、恐惧、愤怒等）。

（1）情绪情感发育规律：哭、笑、恐惧、兴趣、愤怒不同的情绪在不同月龄发育情况不同。其不同的表现有些与生理需要是否得到满足直接相关，有些是与生俱来的遗传本能，具有先天性。

（2）社会功能发育规律：婴幼儿在与成人的相互交往中，在社会环境中，情绪逐渐社会化。其社会化表现可见社会性微笑、情绪的自我调节、情绪的社会性参照等。

2. 情绪情感及社会功能发育评定

（1）评定方法：现今的评价方法有观察法，包括自然观察法和情境观察法两种；实验法；问卷调查法等。

（2）评定内容：采用试验法对婴幼儿基本情绪进行评定，包括兴趣、愉快、惊奇、愤怒、悲伤与痛苦、厌恶、恐惧。并评定不同月龄婴儿的情感发育状况。

（3）婴儿社会功能发育评定：对婴儿气质、亲子关系进行评定，客观地了解婴幼儿现有的社会功能状况，预测将来可能的发展，以便提出方向性、目的性和有针对性的教育方法。

（四）婴儿期影响因素及异常发育

1. 婴儿发育影响因素

（1）粗大、精细运动发育影响因素：精神发育迟滞、失明、严重肌张力低下或增高（如脑性瘫痪）都会导致运动发育迟缓或异常。

（2）情绪情感发育影响因素：生物、遗传因素，包括大脑额叶及边缘系统、母孕期状况、遗传气质的不同；环境因素，包括家庭背景因素、亲子关心和养育态度等都影响这婴儿情绪情感的发展。

2. 婴儿异常发育

（1）粗大运动的异常发育：粗大运动的发育异常可表现为运动发育的未成熟性；运动发育的异常性，如原始反射亢进和残存、立直反射及平衡反应延迟出现或不出现、肌力或肌张力异常、运动不规律和不协调、病理反射出现等；运动发育的不均衡性，如运动发育与精神发育的不均衡性、粗大运动和精细运动发育过程中的分离现象、各种功能发育不能沿着正确的轨道平衡发展、对于外界刺激的异常反应而导致的运动紊乱；姿势运动的非对称性；脑损伤部位和程度不同，导致运动障碍的特点不同；不正常运动、姿势、肌张力的感受，形成异常的感觉神经通路和神经反馈，导致发育向异常的方向发展、强化而固定下来，异常姿势和运动模式逐渐明显，症状逐渐加重。

（2）精细运动的异常发育：包括共济失调、动作运用障碍、张力减退等几种亚型。

（3）情绪情感的异常发育：所有婴儿在正常的成长过程中，都体验过恐惧、恐怖、担忧、焦虑、羞怯等情绪情感变化，但对于不能符合自己的需要而产生的过度的、削弱身体功能的态度体验，则会出现情绪情感的异常发育，如反应性依恋障碍。

二、疑 难 解 析

1. 肌力评定　可采用手法肌力检查（manual muscle testing，MMT），分级标准通常采用六级分级法。但婴儿与成人的肌力检查差异性很大。由于婴儿尚不能理解检查者给予的指令，不能配合进行抗重力及抗阻运动，但可通过观察来判断婴儿肌力水平。如患儿能抬举上肢，向上够物等,这可以判断小儿的肌力至少已经达到 3 级,如被动活动小儿肢体,患儿抵抗,检查者感到一定阻力,可判断小儿肌力达到 4 级或更高。但必须注意的是,脑瘫患儿以痉挛型常见,肌张力大多增高,这时肌力判断将不准确,可不进行肌力的评定。

2. 足背屈角检查 轻而较快地压足底背屈至刚有抵抗时,再用同样力度和速度核查不再改变,足背与小腿前侧夹角为足背屈快(快轻、轻)角;然后力度增大至中等,缓慢继续压足底背屈到不能压下时,足背与小腿前侧夹角为足背屈慢(慢重、重)角。快、慢角相差大于 10°,提示肌张力增高。

3. 粗大运动发育落后的判断 Vojta 认为,运动发育落后 3 个月以上则为异常。

三、习　题

(一) 单选题

1. 觅食反射在正常新生儿即可见到,其存在时期为(　　)

    A. 2～3 个月 　　　　B. 0～4 个月 　　　　C. 0～6 个月

    D. 4～6 个月 　　　　E. 0～8 个月

2. 紧张性迷路反射持续存在将影响婴儿自主抬头的发育,其存在时期为(　　)

    A. 0～1 个月 　　　　B. 0～2 个月 　　　　C. 0～3 个月

    D. 0～4 个月 　　　　E. 0～5 个月

3. 拥抱反射又称惊吓反射,其反应分为两型,其中伸展型存在时期为(　　)

    A. 0～3 个月 　　　　B. 4～6 个月 　　　　C. 0～6 个月

    D. 6～8 个月 　　　　E. 2～3 个月

4. 侧弯反射又称躯干内弯反射,存在时期为(　　)

    A. 0～1 个月 　　　　B. 0～2 个月 　　　　C. 0～3 个月

    D. 0～4 个月 　　　　E. 0～5 个月

5. 对称性紧张性颈反射头前屈的反应为(　　)

    A. 上肢屈曲、下肢伸展 　　B. 上肢伸展、下肢屈曲 　　C. 上肢伸展、下肢伸展

    D. 上肢屈曲、下肢屈曲 　　E. 上肢外旋外展、下肢内旋内收

6. 平衡反应中枢位于(　　)

    A. 脊髓 　　　B. 延髓 　　　C. 皮层 　　　D. 中脑 　　　E. 脑桥

7. 握住小儿双手向小儿前上方牵拉,正常小儿什么时候头不再后垂,上肢主动屈肘用力(　　)

    A. 2 个月 　　　　B. 3 个月 　　　　C. 4 个月

    D. 5 个月 　　　　E. 6 个月

8. 下面哪一项对 6 个月的小儿坐位姿势描述是正确的(　　)

    A. 扶持成坐位时脊柱伸展,为扶腰坐阶段,头部稳定

    B. 可以独坐,但需双手在前支撑,脊柱略弯曲,呈拱背坐

    C. 脊柱伸展与床面呈直角,是坐位的稳定阶段,称为直腰坐阶段

    D. 直腰坐位稳定,可以左右回旋身体,称为扭身坐阶段

    E. 可以在坐位上自由玩,也可以由坐位变换成其他体位

9. 下面哪一项对 8 个月的小儿俯卧位姿势描述是正确的(　　)

    A. 前臂伸直,手支撑,胸部及上腹部可以离开桌面,抬头达 90°以上

    B. 用双手或肘部支撑,胸部离开桌面但腹部不离开桌面爬行,称为腹爬,可见下肢交替动作

    C. 可用手和膝关节爬,称为四爬,腹部可离开桌面

D. 可用手和脚支撑向前移动,称为熊步或高爬

E. 四肢自由伸展,支点在骶尾部,可由俯卧位翻身至仰卧位

10. 降落伞反射出现及存在时间( )

A. 3~4 个月→5 岁左右　　　　　B. 3~4 个月出现,5~6 个月明显→终生

C. 2~3 个月→5 岁左右　　　　　D. 6~7 个月→终生

E. 12 个月→终生

11. 人类双眼视觉发育的关键期为生后( )

A. 6 个月　　　　　　B. 7 个月　　　　　　C. 8 个月

D. 9 个月　　　　　　E. 10 个月

12. 婴儿兴趣发展的新异性探索阶段是( )

A. 0~3 个月　　　　　B. 4~6 个月　　　　　C. 7~9 个月

D. 9 个月以后　　　　E. 没有明确时间

13. 无选择社会性微笑出现的时间( )

A. 0~5 周　　　　　　B. 5 周~3.5 个月　　　C. 3.5~6 个月

D. 6 个月以后　　　　E. 无固定时间

(二) 多选题

14. 仰卧位姿势运动发育的特点是( )

A. 由屈曲向伸展发育　　　　　　B. 从反射活动到随意运动发育

C. 手、口、眼的协调发育　　　　　D. 抗重力伸展发育

E. 与平衡反应密切相关

15. 原始反射中枢位于( )

A. 脊髓　　　B. 延髓　　　C. 脑桥　　　　D. 小脑　　　　E. 脑干

16. 立直反射的主要功能是( )

A. 保持身体正常姿势　　　　　　B. 维持头在空间的正常姿势

C. 头颈和躯干间的正常协调关系　　D. 躯干与四肢间的正常协调关系

E. 促进对称发育

17. 下面哪些反射为原始反射( )

A. 握持反射　　　　　　B. 拥抱反射　　　　　　C. 踏步反射

D. 紧张性迷路反射　　　E. 阳性支持反射

18. 下面对 4 个月婴儿的精细运动能力描述正确的是( )

A. 仰卧清醒状态时,双手能凑到一起在眼前玩弄手指,称之为"注视手的动作"

B. 常常去抓东西,但距离判断不准,手常伸过了物体

C. 能玩玩具并将玩具抓握较长时间

D. 用整个手掌握持物体,手握哗啦棒的时间较以前长些,而且会摇晃,并用眼睛看手里的哗啦棒片刻,出现最初的手眼协调

E. 手经常呈张开姿势,将哗啦棒放在手中,能握数秒钟

19. 连续的抓握动作过程包括( )

A. 视觉搜索物体　　　　B. 接近物体　　　　　C. 抓住物体

D. 操作物体　　　　　　E. 放开物体

20. 视觉功能评定方法包括( )

A. 单眼遮盖试验　　　　B. 光觉反应　　　　　C. 注视和追视

D. 眨眼反射　　　　　　E. 双眼同视功能

（三）名词解释

1. 原始反射

2. 手眼协调

3. 腘窝角

4. 手眼协调

5. 情绪的自我调节

6. 依恋

（四）简答题

1. 请描述 12 个月大的小儿手精细运动发育的程度。

2. 依恋的形式和发展分哪几个阶段。

3. 简述抓握动作发育规律。

4. 思维发育的特点。

5. 手眼协调能力发育特点。

（金翊思）

第十二章

幼儿期发育

一、内容精要

（一）幼儿运动功能发育

1. 运动功能发育规律

（1）粗大运动发育规律：主要从跪位、立位、走、跑、上下楼、跳和丢接物等来描述发育过程。主要发育顺序是走、跑、单脚跳,平衡功能和技巧不断提高。

（2）精细运动发育规律：主要从利手、抓握、手眼协调、绘画、生活自理等来描述发育过程。右手率随年龄增长逐渐增加;握笔动作由手掌向上逐渐转变为手掌向下,再逐渐靠近笔尖,主要依靠肩关节的活动进行绘画和书写,依次再发展为用肘部、用手指的活动来控制笔的运动。同时身体坐位姿势趋于垂直,使手的动作更为灵活、自由。大多数幼儿在15~20个月就开始乱涂乱画。3岁左右能达到完成垂直线、水平线、圆圈、正十字、交叉线等图形的水平;生活自理活动是指进食、更衣、保持个人卫生在内的自理活动,对于发育早期的儿童而言要付出极大努力,达到一定的发育水平后才能完成。

2. 运动功能发育评定　粗大运动常从姿势与运动发育、反射发育、肌力、肌张力、关节活动度、平衡功能、协调功能、步态、综合(如Peabody粗大运动发育量表)等进行评定;精细运动常评定手功能发育(翻书、折纸等)、视觉功能(如单眼遮盖试验)或用标准化量表(如格塞尔发育诊断量表、贝利婴儿发育量表、丹佛发育筛查测验、Peabody精细运动发育量表等)评定。

（二）幼儿言语功能发育

1. 言语功能发育规律　主要从言语的理解、表达方面等来描述发育过程。基本规律是先听懂,后会说;先模仿说,后主动说。具体发育情况如下:

（1）语音发育:语音辨别能力不断提高,发音能力晚于语音辨别能力的发育,其正确率随年龄的增长而提高;语音意识表现在对别人的发音很感兴趣,辨别、纠正别人的发音,模仿别人的发音,也很注意自己的发音,2~3岁开始出现这种语音意识。

（2）词汇发育:词汇量随着年龄增长呈现出阶段性增加,是由量的积累到产生飞跃的发展规律所决定的,3岁左右是词汇量增长的高速期;词类范围也在不断扩充,先掌握实词,名词最先掌握,名词和动词占绝对多数,同时,对词义的理解也在逐步深化。

（3）语法结构发育:句子的长度(含词量)随着年龄增长而增加;句型发育先后出现单词句、双词句、电报句、简单句、复合句,其中单词句、双词句和电报句为不完整句,简单句和复合句为完整句。

（4）言语功能发育:语言的交往功能逐渐发展,3岁前幼儿的语言多为情景性对话语言,3岁开始出现了独白式语言。这个时期的叙述常常是没头没尾,很不完整;用于调节功能的语言是与用于交往的外部语言相对的内部语言,是进行思维的媒介之一,3岁以前幼儿处于直觉行动思维状态,没有内部语言。

2. 言语功能发育评定　言语功能发育评定一般包括个案史的信息收集、听力检查(耳声发射、行为测听法、听觉诱发脑干电位检查、声导抗测试等)、语言功能评定(含有言语语言项目的综合性发育测验,言语语言专项发育测验如中文沟通发育量表-普通话版、汉语版 S-S 法等)、构音功能检查(Frenchay 构音障碍评定法等)、其他检查(如认知检查、脑影像学检查、情绪适应的评价、聋儿听力语言康复评估系统等)、自然环境观察等。

(三) 幼儿认知功能发育

1. 认知功能发育规律　主要从感知觉、记忆、注意、思维等方面等来描述发育过程。具体发育情况如下:

(1)感知觉发育:整个幼儿期视觉敏度是不断提高的,大小知觉、形状知觉、方位知觉、颜色辨认知觉随年龄增长而发展,其中颜色辨认知觉发展是相对比较快的;躯体知觉的发育:会走路之后喜欢用不同方式把弄东西,触觉辨识能力快速发展,还会将触摸印象与视觉影像配对,建立正确的形状知觉。此阶段触觉防御系统与辨识系统同等重要;在感知、辨别简单的词音方面有巨大发展,但这一时期词音的感知还不够精确;逐渐学习借助于环境信息和某种生活经验反映时间;辨数、认数及点数能力是随年龄增长而提高的,数的感知的发展有一定顺序,依次为辨数、认数、点数;观察力处于从无意性向有意性发展过程中,3 岁时的观察已带有一定的目的性,但遇到干扰或困难不能坚持。

(2)注意与记忆发育:从整体上说,无意注意仍占主要地位。记忆方面有了一些很简单的行动策略,如视觉"复述",再认能力也在逐步发展。

(3)思维发育:①想象发育:1~2 岁想象开始萌芽,最初的想象出现在 2 岁左右,是无意想象。随着生活经验的积累和游戏活动的发展,想象能力进一步增强,3 岁左右无意想象仍占主要地位,有意想象有了初步发展;再造想象占主要地位,创造想象开始发展。此期想象特点是想象容易与现实混淆、想象主题易于变化。②分类发育:2 岁只能在狭小的生活范围内进行简单的判断和分类;3 岁也有了根据知觉特征分类物体的初步能力。③推理发育:1~2 岁客体永久性的概念不断发展并形成。至 2 岁已充分理解到,当物体不在眼前或通过其他感官不能察觉时,仍然是存在着的;3 岁能根据事物的名称进行归纳推理。④问题解决能力发育:12~18 个月不再只重复以往的动作,而是有意地进行一些调整,通过尝试错误,第一次有目的地通过调节来解决问题;18~24 个月不必再通过尝试错误来解决问题,而可以在头脑中进行"思考",想出某个动作的结果。

2. 认知功能发育评定　认知功能发育评定一般会从丹佛发育筛查测验(DDST)、格塞尔发育诊断量表(GDDS)、贝利婴儿发育量表(BSID)、CDCC 婴幼儿智能发育量表、0~6 岁小儿神经心理发育检查表(简称儿心量表)等中选用。

(四) 幼儿情绪情感及社会功能发育

1. 情绪情感及社会功能发育规律

(1)情绪情感发育规律　情绪主要从基本情绪与复杂情绪、情绪识别能力、情绪调节能力等方面等来描述发育过程,情感主要从道德感、美感、友谊感、理智感等方面等来描述发育过程。具体发育情况如下:

1)情绪情感的丰富和深刻化:从情绪所指向的事物来看,其发展趋势越来越丰富和深刻,情绪体验继续分化,情绪从指向事物的表面现象转化为指向事物的内在特征。随着认知的发展,在 15~18 个月之间,开始表现出自我意识的情绪,都涉及对自己的感受,这时幼儿已经意识到自己是分离的、独特的个体。3 岁逐渐对自己行为的优劣有了更好的评判,在完成一件困难任务后开始表现出明显的自豪感,在某些简单任务失败后会表现出羞愧感。嫉妒出现在快到 3 岁时。在幼儿中、晚期逐渐出现了高级社会性情感,如友谊感、集体荣誉感等。

2)情绪识别能力进一步发展:1 岁已能"察言观色";1 岁半时开始用词语来指称内在的情绪;到了 2、3 岁时,开始谈论别人的情绪,谈论情绪原因的次数已有了显著增加,同样增加的还有母亲与幼儿谈论情绪的次数。

3)情绪的自我调节化:情绪的稳定性逐渐提高,首先表现为情绪的冲动性、易变性逐渐减少,其次表现为情绪逐渐从外露到内隐。会走路了,获得了其他的策略;18~24个月时,通过转移注意力或控制刺激物的方式调节情绪,甚至会皱起眉头或抿住嘴唇以压抑自己的愤怒或悲伤;到2岁,拥有了较为复杂的情绪调节策略,但养育者还是很重要的,要帮助幼儿应对所有的压力刺激源;3岁左右开始表现出一点点掩饰自己真实情感的能力。

4)情感的社会化:情感更多地在社会交往中表现出来,逐渐与社会性需要和社会性适应相联系。此阶段表现极为肤浅,或者出于纯粹的模仿,或者是受成人指使,所产生的情感表现也会因成人的态度而转移,而且表现十分短暂,有时也很不明显。

(2)社会功能发育规律　主要从自我意识、亲子交往/依恋、同伴交往、师幼交往等方面等来描述发育过程。具体发育情况如下:①自我意识是逐步出现萌芽的过程,掌握代词"我"标志着幼儿自我意识的萌芽;②依恋发展经历了特定依恋到多重依恋的转变,甚至到较能适应分离的转变;③同伴交往经历了简单交往阶段(1~1.5岁)、互补性交往阶段(1.5~2.5岁);④师幼交往主要是上托班或去早教机构的幼儿会接触到,不是所有幼儿。教师通过直接教导、言行榜样等与幼儿互动,使其开始学习社会道德规范、行为规范、集体生活要求、文化知识及与他人交往的基本准则、规范等,幼儿则根据教师的奖惩、强化而调整自己的行为。

2. 情绪情感及社会功能发育评定　情绪情感发育评定主要采用观察法(包括自然观察法和情景观察法)、谈话法、实验法、问卷调查法等,常用的评定量表有婴幼儿情感发育观察表、婴幼儿情绪情感表达与控制家长问卷、2~3岁儿童行为检核表(CBCL/2~3)、分化情绪量表(DES)、维量等级量表(DRS)等。社会功能发育评定方法:依恋关系多采用陌生情境法,测量同伴群体关系主要有观察法、社会测量技术(包括同伴提名法和同伴评定法),孤独症的评定常用量表主要有孤独症行为检查量表(ABC)、儿童孤独症评定量表(CARS)、孤独症诊断观察量表(ADOS-G)和孤独症诊断访谈量表修订版(ADI-R)等。

(五)幼儿发育影响因素及异常发育

1. 幼儿发育影响因素　影响幼儿发育的因素众多,包括遗传因素、环境因素(孕期至分娩因素、营养、家庭环境因素、社会环境因素、疾病因素等)

2. 幼儿异常发育　主要有运动功能发育障碍(表现为运动功能发育的落后、异常、不均衡性等)、言语功能的异常发育(主要有语言发育迟缓、构音障碍等)、认知功能的异常发育(主要有精神发育迟滞、Rett综合征等)、情绪情感和社会功能的异常发育(主要有分离性焦虑障碍、恐怖症、抑郁症、孤独症、婴幼儿依恋障碍、选择性缄默症、屏气发作等)。

二、疑难解析

1. 步行发育规律　步行开始于蹒跚学步,易摔跤,呈宽基步态,髋、膝关节过度屈曲,脚掌着地,站立位膝过伸展,以稳定步态,肩与骨盆无分离运动,骨盆无回旋,上肢上举。随着年龄增长,步宽将缩小,着地逐渐向脚跟为先转变,站立位膝过伸展逐渐改善,肩与骨盆出现分离运动,骨盆有回旋,上肢下降,并从无交替运动到有交替运动。

2. 言语功能发育基本规律　先听懂,后会说;先模仿说,后主动说(1~1.5岁开始主动说出一些词)。3岁前言语功能发育分为前言语阶段(即言语准备阶段,出生后第一年)和言语的发生发育阶段(1岁左右起)。前言语阶段是前语音感知、前言语发音和前言语交际能力的发展时期,分为简单发音阶段(0~3个月)、连续音节阶段(4~8个月)和学话萌芽阶段(9~12个月)。言语的发生发育阶段言语功能的发育分为不完整句、完整句以及特殊句型等阶段。

3. Chess和Thomas划分的气质类型　根据9个气质维度把儿童划分为3种气质类型,第1类是易教养型儿童,面对新情境,他们比较主动而不是退缩,他们适应性强,通常会有积极情绪;第2类是困难型儿童,这些孩子面对新情境是退缩而不是主动,适应环境比较慢,并且经常处于消极紧张和消极情绪中；第3类是逐渐适应型儿童，此类儿童面对陌生情境时表现出退缩，而后慢慢地适应新的学校任务和新的活动。

三、习　　题

(一)单选题

1. 小儿可以独自步行，称为独走阶段的月龄为(　　)
    A. 8 个月   B. 9 个月   C. 10 个月
    D. 11 个月   E. 12 个月

2. 能一页一页翻书的时间为(　　)
    A. 12 个月   B. 18 个月   C. 24 个月
    D. 30 个月   E. 36 个月

3. 儿童的前语言阶段，是一个在语言获得过程中处于什么核心敏感期(　　)
    A. 语义   B. 语法   C. 语汇
    D. 语音   E. 语用

4. 儿童最早获得的是(　　)
    A. 名词   B. 动词   C. 形容词
    D. 代词   E. 连词

5. 处于句法结构发展到哪个阶段的儿童常常用"球球"表示"这是一个球"、"我要球球"等(　　)
    A. 不完整句   B. 完整句   C. 双词句
    D. 电报句   E. 简单单句

6. 3 岁学前儿童，简单句与复合句的比例(　　)
    A. 3 倍   B. 4 倍   C. 2 倍
    D. 1 倍   E. 5 倍

7. 开始用语言称呼自己身体的各部分(　　)
    A. 1 岁   B. 1.5 岁   C. 1.5~2 岁
    D. 2~3 岁   E. 3~4 岁

8. 以下哪项属于次级(复杂)情感(　　)
    A. 愤怒   B. 嫉妒   C. 悲伤
    D. 恐惧   E. 惊讶

9. 掌握代名词"我"，儿童自我意识开始萌芽(　　)
    A. 1 岁   B. 1.5 岁   C. 1.5~2 岁
    D. 2~3 岁   E. 3~4 岁

10. Gesell 规定的 8 个关键年龄是(　　)
    A. 出生后 4 周、16 周、28 周、40 周、52 周、18 个月、24 个月、36 个月
    B. 出生后 4 周、8 周、12 周、16 周、20 周、24 周、28 周、32 周
    C. 出生后 4 周、16 周、26 周、34 周、42 周、50 周、58 周、66 周
    D. 出生后 4 周、16 周、32 周、48 周、64 周、80 周、96 周、112 周
    E. 出生后 4 周、8 周、16 周、32 周、64 周、80 周、96 周、112 周

11. 婴幼儿的早期同伴关系在下列哪个时期发展到互补性交往阶段(　　)
    A. 6 个月~1 岁   B. 1~1.5 岁   C. 1.5~2.5 岁
    D. 2.5~3 岁   E. 3~4 岁

12. 向杯中倒水并能控制流量的时间为(　　)

A. 12 个月   B. 18 个月   C. 24 个月

    D. 30 个月   E. 36 个月

13. 自发地从瓶中倒出小丸的时间为(　　)

    A. 12 个月   B. 18 个月   C. 24 个月

    D. 30 个月   E. 36 个月

14. 能几页几页翻书的时间为(　　)

    A. 12 个月   B. 18 个月   C. 24 个月

    D. 30 个月   E. 36 个月

(二) 多选题

15. 关于生活自理动作发育时间顺序,下列叙述错误的是(　　)

    A. 稳稳地拿住茶杯 18 个月   B. 穿鞋 24 个月

    C. 解开能够到的纽扣 36 个月   D. 穿上衣和外套 24 个月

    E. 独立进餐,几乎没有食物外溢 24 个月

16. 言语发展的影响因素有(　　)

    A. 遗传学因素   B. 语言学因素   C. 生理学因素

    D. 心理学因素   E. 社会学因素

17. 下列属于次级情感的 3 项是(　　)

    A. 快乐   B. 害羞   C. 内疚

    D. 恐惧   E. 骄傲

(三) 名词解释

1. 语言发育迟缓

2. 构音障碍

3. 次级(复杂)情绪

(四) 简答题

1. 简述幼儿步行发育的特点。

2. 简述握笔姿势与动作发育。

3. 简述婴幼儿语言发展的几个阶段。

4. 简述儿童句型的发展顺序。

5. 什么是精神发育迟滞?

6. 简述幼儿情绪情感发育的特点。

7. 简述幼儿同伴关系的发展的 2 个阶段。

8. 简述测量儿童同伴群体关系的主要方法。

(徐冬晨)

第十三章

学龄前期和学龄期发育

一、内 容 精 要

学龄前期发育

学龄前期(preschool age) 3周岁后至入小学前(6~7岁)为学龄前期,也称幼童期。

(一)生理及心理发育

1. 生理发育特点

(1)体格发育:学龄前儿童体格发育速度相对减慢,但仍保持稳步地增长,此期体重增长年均增长约2kg,身高年均增长约5~7cm。

(2)运动系统:此期儿童的骨骼硬度较小,弹性非常大,可塑性强。学龄前期跑、跳十分熟练,但手的动作笨拙。

(3)神经系统:脑重量增加;神经细胞的树突和轴突数量仍继续增加以及"修剪"。神经纤维的髓鞘化,新生儿期只有脊髓水平与脑干髓鞘化,随着生长逐渐向大脑皮层发育;大脑半球的偏侧化也仍在继续,左右的优势进一步加强;睡眠时间有一定规律性;个体大脑各区成熟的顺序为枕叶-颞叶-顶叶-额叶。

(4)循环系统:心脏收缩力差,平均心率为每分钟90~110次,心率易受多种因素影响,如哭闹、进食、发热等。

(5)呼吸系统:此期儿童代谢旺盛,需氧量高,但呼吸力量受解剖特点的限制,为满足机体代谢需要,呼吸频率比成人要快,4~7岁儿童呼吸频率为每分钟20~25次。

(6)消化系统:一般于6岁左右萌出第一恒磨牙,又叫六龄齿,但咀嚼能力仅达到成人的40%。胃壁肌肉薄,伸展性差,胃的容量小,且消化能力较弱。

(7)泌尿系统:肾脏皮质发育不健全,泌尿功能较差;输尿管容易被压扁而发生尿路梗阻;膀胱贮尿功能较差,加之儿童新陈代谢旺盛,每日需要的进水量较大,所以此期儿童的排尿次数较多,在兴奋或疲劳时特别容易发生遗尿现象。

2. 心理发育特点

(1)认知发育

1)感知与观察力:多数4~5岁儿童先看见客体的个别部分然后感知整体,6岁以后逐渐发展为先整体后部分。儿童的时间知觉发育较晚,4岁儿童开始发展起时间观念。在空间知觉方面,6岁儿童虽然能正确辨别上、下、左、右4个方位,但以自身为中心的左、右方位辨别能力尚不明确。此阶段儿童的观察具有目的性、精确性、持续性、概括性和具有组织性特点。

2)注意的发育:儿童在5岁左右时开始能独立控制自己的注意,5~7岁时能集中注意的平均时间为15分钟左右。

3)记忆的发育:学龄前期儿童的记忆主要是无意记忆。

4)思维的发育:2~3岁儿童开始产生直觉行动思维,到学龄前期发展至具体形象思维。

(2)情绪情感发育:学龄前期儿童的情绪情感常常是由外界刺激直接引起,并且易受外界事物影响,具有多变,不稳定的特点。此期儿童的社会关系主要是与家庭成员和同伴。

(3)个性的发育:此期自我意识的发展具有自我尊重、自我扩展意识发展;自我意象形成的特点。

(4)性别角色的发展:学龄前儿童最具特点的发展之一是性别感的发展,包括对性别概念的理解和性别角色的认同。

（二）语言发育 此期是言语能力迅速发展的时期。儿童学习语句的特点是对语句的理解先于语句的产生。

（三）影响因素及异常发育

1. 影响因素 主要包括先天性影响因素和后天性影响因素。

2. 异常发育 主要有后天运动功能障碍、言语和交流障碍、行为和情绪障碍、注意缺陷多动障碍等异常发育表现。

学龄期发育

学龄期 7周岁后至青春期(一般女13岁,男14岁)前为学龄期,又称儿童期。

（一）生理及心理发育

1. 生理发育特点

(1)呼吸系统:该期儿童的肺活量显著增大,对疾病的抵抗能力不断增强,不易发生感染,此期儿童呼吸频率下降至每分钟20次。

(2)循环系统:儿童心脏发育呈跳跃式,7岁前和青春期发育最为迅速。随年龄的增长,心率逐渐减慢,脉搏次数极不稳定,易受多种因素影响。

(3)消化系统:6岁时长出第一颗恒牙,之后乳牙按照萌出的次序依次脱落萌新,直至12岁左右更换完毕。这时乳牙全部更换为恒牙,数目一般为28颗牙。

(4)运动系统:体格增长速度平稳,5岁以后儿童的肌肉发育开始显著,6~7岁至青春期前,骨骼肌肉呈稳定的成长趋势,耐受疲劳性增强,走路更多、更远。粗大运动更加灵活、熟练,手脚并不灵活,大约8岁时才能熟练地进行小肌群的精细运动。

(5)神经系统:神经系统的结构发育基本成熟,大脑功能的单侧化在学龄期逐渐完成。

2. 心理发育特点

(1)认知发育:学龄期儿童知觉能力的发展主要体现在躯体、空间和时间知觉3个方面;此期儿童逐步从以具体形象思维为主要形式过渡到以抽象概念思维为主要形式;入学后儿童的有意注意逐渐发展,更能管理自己的注意,注意具有更高选择性和目的性;此期的记忆特点为有意记忆逐渐占主导地位,理解记忆逐渐显现优势,抽象记忆材料逐渐增多。记忆广度随年龄增加而提高。

(2)情感和道德发育:此期儿童情感的内容不断丰富;情感体验不断深刻,情绪表达内向化;社会性情感增多;情绪稳定性的调控能力逐渐增强;在道德发育方面8~11岁是道德意识逐渐成熟的时期,是道德发展的自律阶段。

(3)意志和行为:自控能力迅速发展,对行动的调节由外部行为动作的控制为主,逐渐转向对内部心理过程的控制为主。

(4)个性的发育:学龄期是儿童获得自我意识的时期,是学习角色的最重要时期。儿童的自我概念逐渐从关注外部特点转向分析内在特征。从顺从别人的评价发展到有一定独立见解的评价,从笼统到细致的全面评价,高年级儿童开始出现抽象的和对内心世界的评价。自我情绪体验主要表现在儿童自尊心的发展。

(5)社会认知:学龄期儿童开始认识到他人、认识到他人有与自己不同的思维和情感,理解他人行动的目的。能开始对他人进行描述和评价,更加关心他人对自己的评价,特别是老师和同学的评价。

(6)社会关系:此期儿童与父母和教师的关系从依赖向自主发展,从对成人权威的完全信服到开始表现怀疑和思考,平等的伙伴交往逐渐占据了生活中的主要地位。

（二）语言发育

1. 词汇量快速增加　6 岁儿童的词汇数量为 3500～4000 个,6～7 岁儿童对数量词的使用更为准确。

2. 语句使用更准确。

3. 语言表达能力进一步提高。

（三）影响因素及异常发育

1. 影响因素　主要为环境因素。

2. 异常发育　包括学习障碍、注意缺陷多动障碍等。

二、疑 难 解 析

1. 学龄前期儿童神经系统发育特点

（1）神经系统重量增加。

（2）神经细胞的树突和轴突数量仍继续增加以及"修剪"。神经纤维的髓鞘化,新生儿期只有脊髓水平与脑干髓鞘化,随着生长逐渐向大脑皮层发育。

（3）大脑半球的偏侧化也仍在继续,左右的优势得到进一步加强,3 岁儿童踢球或拿东西时可能左右都常用,6 岁时则基本定型。

（4）学龄前期儿童睡眠时间有一定规律性,平均每天睡眠时间随年龄增加而逐渐减少。

（5）个体大脑各区成熟的路线为枕叶-颞叶-顶叶-额叶。到学龄前期末期,大脑皮层各区都接近成人水平,7 岁时连发育最晚的额叶也基本成熟。这就为学龄前期智力活动的迅速发育和接受教育提供了可能。

2. 学龄前期儿童言语发育的主要表现

此期言语的发育,主要表现:①语音方面,声母、韵母的发音随着年龄的增长逐步提高,所以学龄前期是儿童学习语音的最佳时期;②词汇的数量不断增加,词汇的内容不断丰富,词类范围不断扩大,积极词汇（主动词汇）不断增加;③从语言实践中逐步掌握语法结构,语言表达能力有进一步发育;④从外部语言（有声语言）逐步向内部语言（无声语言）过渡,并有可能初步掌握手书面语言。

3. 学龄期儿童动作和运动发育特点

学龄期儿童运动协调性获得了最快的发育,体能也在稳步增强,随着运动记忆能力的发育,他们将视觉、听觉信息转化为本体运动的能力也随之增强,运动对儿童骨与肌的发育、增强体质和社会相互关系等多方面均有显著的好处,恰当的大运动能增强儿童的体质,提高学习效率,而且集体运动可以增强伙伴关系。与学龄前期儿童相比,学龄期儿童的视觉输入、脑信息加工的本体运动通路的发育更成熟,传入和传出的协调性更好,因而精细运动的反应速度更快、精确性更高。男孩的运动速度和强度优于女孩,女孩的运动灵活性优于男孩,运动中性别差异随年龄的增长而明显。学龄儿童的运动在速度、强度和协调性上仍未达到青少年和成人的水平,四肢大运动的协调和手眼协调性尚未达到很好的水平,因此与青少年相比,显得反应速度和运动速度较慢,动作笨拙、投掷不够准确。

三、习　　题

（一）单选题

1. 关于学习障碍,错误的叙述（　　）

　　A. 学习障碍的智力测验分数小于 70　　　　B. 学习障碍的主要表现为注意力不集中

　　C. 治疗宗旨在于帮助患儿发挥最大潜能　　D. 儿童认知能力上的缺陷

E. 阅读时常出现增字、漏字、跳行等现象

2. 个体大脑各区成熟的顺序(　　)

    A. 枕叶-颞叶-顶叶-额叶　　　　　　　　B. 颞叶-枕叶-顶叶-额叶

    C. 顶叶-枕叶-额叶-颞叶　　　　　　　　D. 枕叶-顶叶-额叶-颞叶

    E. 枕叶-额叶-颞叶-顶叶

3. 王××,男,操作能力为能用手抓住球,用线穿珠子,握笔熟练,用铅笔模仿画三角形。其年龄(　　)

    A. 3~4岁　　　　　　　B. 4~5岁　　　　　　　C. 5~6岁

    D. 6~7岁　　　　　　　E. 7~8岁

4. 学龄前期儿童大运动动作发育为脚跟对脚尖地向前走,其年龄(　　)

    A. 38.1个月　　　　　　B. 40.2个月　　　　　　C. 46.3个月

    D. 47.0个月　　　　　　E. 51.9个月

5. 14岁以下注意缺陷多动障碍(ADHD)儿童的患病率约为(　　)

    A. 7%~9%　　　　　　B. 5%~7%　　　　　　C. 3%~5%

    D. 1%~3%　　　　　　E. 9%~11%

6. 注意缺陷多动障碍的药物治疗以神经兴奋剂最有效,可首选(　　)

    A. 苯丙胺　　　　　　　B. 匹莫林　　　　　　　C. 丙咪嗪

    D. 利他林　　　　　　　E. 诺氟沙星

7. 注意缺陷多动障碍临床药物治疗目的,不包括下列哪项(　　)

    A. 减少烦躁不安　　　　B. 改善社会交往的技术　　　C. 改善认知行为

    D. 改善精细共济运动　　E. 提高智力水平

8. 关于学龄前期儿童神经系统的发育,错误的叙述(　　)

    A. 7岁儿童脑重达到1280g　　　B. 新生儿期只有脊髓水平与脑干髓鞘化

    C. 4~7岁时θ波减少　　　　　　D. 个体大脑各区成熟的路线为枕叶-顶叶-额叶-颞叶

    E. 3岁儿童踢球或拿东西时可能左右都常用

9. 关于学龄前期儿童运动系统的发育,不正确的叙述(　　)

    A. 学龄前期儿童身高每年平均增长5~7cm　　B. 学龄前期儿童体重每年平均增长7~8kg

    C. 学龄前期儿童骨硬度较大,弹性非常小　　　D. 学龄前期跑、跳十分熟练

    E. 学龄前期儿童手的动作笨拙

10. 4岁患儿,男,至今不会与人交谈,仅能讲很少的几个词和短句,经常自语,讲的话别人听不懂。常重复别人的话。至今不会用"你、我、他",不爱和小朋友玩,不与人目光对视。关于该患儿的叙述下列哪项不正确(　　)

    A. 该患儿的亲子关系发育将受到影响　　　B. 该患儿同伴关系发育将受到影响

    C. 该患儿有自我意识发展障碍　　　　　　D. 该患儿有情感发育障碍

    E. 该患儿有精神分裂症

(二)多选题

11. 学龄前期儿童观察特性包括观察(　　)

    A. 目的性　　　　　　　B. 精确性　　　　　　　C. 持续性

    D. 概括性　　　　　　　E. 逻辑性

12. 学龄儿童观察能力的发育表现为哪4个阶段(　　)

    A. 认识个别对象阶段　　B. 认识时间联系阶段　　　C. 认识空间联系阶段

    D. 认识因果联系阶段　　E. 认识对象总体阶段

13. 下列哪些因素会影响学前儿童的心理发育(　　)

A. 残疾与慢性躯体性疾病　B. 成熟度与智能　　　　C. 家庭因素

D. 教育方式　　　　　　　E. 长时间看电视

14. 儿童心脏发育是跳跃式的,下列哪些时期发育最快(　　)

A. 7 岁前　　　　　　　　B. 青年期　　　　　　　C. 青春期

D. 成年期　　　　　　　　E. 老年期

15. 学龄儿童不适合进行的活动　(　　)

A. 举重　　　　B. 拔河　　　　C. 弹钢琴　　　　D. 双杠　　　　E. 行走

16. 注意缺陷多动障碍临床药物治疗目的,包括下列哪 4 项(　　)

A. 减少烦躁不安　　　　B. 改善社会交往的技术　　C. 改善认知行为

D. 改善精细共济运动　　E. 提高智力水平

（三）名词解释

1. 具体形象性思维

2. 自我评价

3. 自我意识

（四）简答题

1. 简述学龄前期儿童言语表达能力的发育。

2. 简述学龄前期儿童自我意识发育的表现。

3. 简述学龄前期儿童思维发展的具体表现。

（王丽岩）

第十四章

青春期发育

一、内容精要

（一）生理及心理发育特点

1. 生理发育特点　体格上进入急速发育阶段,身高体重均迅速增加,逐步脱离儿童的特征而更为接近成人。开始性的发育,出现第二性征。男性表现为阴毛、腋毛、胡须等毛发改变,变声、喉结出现等。女性表现为音调变高,乳房丰满而隆起,出现腋毛及阴毛,骨盆横径的发育大于前后径的发育,胸、肩部的皮下脂肪更多,显现了女性特有的体态,并开始出现月经。伴随体格发育的同时,青春期的呼吸、循环、消化、代谢、造血、免疫、运动等各种生理功能也发生着明显的变化,尤其以心肺功能和肌力变化较为明显。

2. 心理发育特点　在认知功能发育上,世界观和人生观初步形成,逻辑推理能力加强,抽象思维迅速发展;在情绪情感发育上,自我意识、心理社会功能、性心理等方面都得到了迅速的发展。在青春期心理发育容易产生以下几方面的矛盾:独立性和依赖性的矛盾,成人感与幼稚感的矛盾,开放性与封闭性的矛盾,渴求感与压抑感的矛盾,自制性和冲动性的矛盾,信息视野的扩大与鉴别能力不足的矛盾。

（二）发育影响因素及异常发育

1. 生长发育影响因素　主要受遗传影响,但是遗传潜力的发挥更多取决于环境条件。环境因素主要包括:营养因素,体育锻炼因素,化学性污染和物理性污染等环境污染因素,家庭、同伴、学校和大众等社会因素。

2. 青春期异常发育　主要包括青春期高血压、青春期发育迟缓、性早熟、月经不调。

二、疑难解析

1. 青春期的定义　青春期目前在各国并没有一致的年龄范围,主要以性成熟作为青春期的标志。对于男性来说,性成熟的标志是遗精(通常在夜间睡眠时遗精);女性是月经初潮,即第一次来月经。

2. 青春期的运动功能发育　一般常以心肺(循环、呼吸)功能及肌肉力量反映运动功能发育状况。常用于反映心肺功能的指标有心率、最大吸氧量、肺活量等。肌肉肌力,即肌力是指肌肉主动运动时的力量、幅度和速度。

3. 青春期的心理社会发育　主要任务是解决自我同一性与自我同一性混乱的冲突。这时的青少年迫切要求了解自我,要求形成一个真正的而非附属于别人的独立自我,也非常关心自己在别人心目中的形象,自己也会变成一个什么样的人。为实现自我同一性,青少年常表现出对时尚、流行的追求和对同伴的忠诚,或对某种价值观、意识形态、宗教和种族的强烈归属感。

三、习　题

（一）单选题

1. 女孩子的青春期比男孩子早,大约从多少岁开始(　　　)

A. 8～10 岁 　　　　　B. 8～12 岁 　　　　　C. 10～12 岁

D. 10～14 岁 　　　　　E. 8～14 岁

2. 急速成长开始的年龄男孩比女孩迟（　　　）

  A. 1 年 　　　　　　　B. 2 年 　　　　　　　C. 3 年

  D. 4 年 　　　　　　　E. 5 年

3. 正常成人心率通常在每分钟（　　　）

  A. 50～70 次 　　　　　B. 50～100 次 　　　　　C. 60～80 次

  D. 60～100 次 　　　　E. 80～100 次

4. 代表肺一次最大的功能活动量称为（　　　）

  A. 最大吸氧量 　　　　B. 最大耗氧量 　　　　C. 肺活量

  D. 肺总量 　　　　　　E. 潮气量

5. 肌肉发育最迅速的时期是（　　　）

  A. 20～40 岁 　　　　　B. 40～60 岁 　　　　　C. 青春期

  D. 成年期 　　　　　　E. 老年期

6. "形式运动"阶段一般是在（　　　）

  A. 6 岁 　　　　　　　B. 8～10 岁 　　　　　　C. 10～12 岁

  D. 12～15 岁 　　　　　E. 18～20 岁

7. 烟草中最主要的有毒物质是（　　　）

  A. 吡啶 　　　　　　　B. 尼古丁 　　　　　　C. 一氧化碳

  D. 氨 　　　　　　　　E. 氢氰酸

8. 最常见危害性最大的物理性污染是（　　　）

  A. 噪声污染 　　　　　B. 光污染 　　　　　　C. 电磁污染

  D. 放射性辐射污染 　　E. 粉尘污染

9. 促进青少年身心健康发展最有潜力的场所是（　　　）

  A. 学校 　　　B. 家庭 　　　C. 网络 　　　D. 同伴 　　　E. 大众传媒

10. 决定家长的教育态度、教育方法的最关键因素是（　　　）

  A. 家长的生活经历 　　B. 家长的文化素质 　　C. 家长的经济条件

  D. 家长的身体条件 　　E. 家长的气质

（二）多选题

11. 骨龄可应用于下列哪几方面（　　　）

  A. 预测成年身高 　　　B. 预测成年体重 　　　C. 预测月经初潮

  D. 协助诊断某些疾病 　E. 预测成年后智力

12. 男性的第二性征发育包括（　　　）

  A. 睾丸增大 　　　　　B. 变声 　　　　　　　C. 毛发改变

  D. 出现喉结 　　　　　E. 遗精

13. 女性的第二性征发育包括（　　　）

  A. 音调变高 　　　　　　　　B. 乳房发育

  C. 骨盆横径发育大于前后径的发育 　　D. 毛发改变

  E. 输卵管变粗

14. 运动功能主要包括（　　　）

  A. 消化功能 　　　　　B. 肌力 　　　　　　　C. 循环功能

  D. 呼吸功能 　　　　　E. 造血功能

15. 常反映心肺功能的指标包括（　　　）

A. 心率　　　　　　　B. 最大吸氧量　　　　　C. 肺活量

D. 肌力　　　　　　　E. 关节活动度

16. 肌力主要包括肌肉主动运动时的(　　)

A. 力量　　　　　　　B. 幅度　　　　　　　　C. 协调性

D. 准确度　　　　　　E. 速度

17. 人生观具体表现为(　　)

A. 自尊心　　　　　　B. 苦乐观　　　　　　　C. 荣辱观

D. 生死观　　　　　　E. 助人为乐

18. 自我意识包括(　　)

A. 对自身生理状态的认识和评价　　　　B. 与他人和谐相处

C. 对事物和事物之间关系的认识　　　　D. 对自身心理状态的认识和评价

E. 对自己与周围关系的认识和评价

19. 体育锻炼的作用有(　　)

A. 促进消化功能　　　　B. 促进循环功能

C. 增强肌力　　　　　　D. 促进神经-体液调节功能

E. 促进呼吸功能

20. 物理性环境污染包括(　　)

A. 噪声　　　　　　　B. 电磁辐射　　　　　　C. 光污染

D. 放射性辐射　　　　E. 重金属污染

(三) 名词解释

1. 急速成长

2. 最大吸氧量

3. 世界观

4. 性早熟

(四) 简答题

1. 青春期的自我意识特点。

2. 青少年有几种不同类型的同一性状态。

3. 青春期的性心理发育特点。

4. 矮身材常见的病理性因素有哪些。

（黄　为）

第十五章

成人期发育

一、内 容 精 要

（一）青年期

年龄是18～25岁,标志着生理功能发育已处于完全成熟的阶段。

1. 青年期生理发育特点

青年期生理发育特点主要表现:①面部皮肤滋润,头发乌黑浓密,牙齿洁净整齐,体魄健壮,骨骼坚强且柔韧,肌肉丰满且有弹性,脂肪所占体重比例适中;②内部各种功能良好,心脏血液输出量和肺活量均达到最大值,血压正常,有时略偏高;这时期个体消化功能也很强,因此,食欲较好;③自身的抵抗力强,而且能自觉地使用各种方法增进体质,预防疾病,所以这时疾病的发生率相对较低,即使患上某些疾病,也能在较短时间内治愈康复;④体力和精力均处于"鼎盛"期,能承担较繁重的脑力劳动和体力劳动,能为社会作出较大贡献;⑤男性和女性都有良好的生殖能力。

2. 心理发育特征

(1)认知的发育:青年人的认知发育核心是思维的发育。具体表现为逻辑性强,产生思维的独立性、批判性和创造性,对事物有独特见解,喜欢怀疑与争论。

(2)自我意识的确立:青年期自我意识的特点是自我中心倾向逐渐减弱,能将注意力集中到发现自我、关心自我的存在上来,能较为客观的认识自我。

(3)情绪敏感而不稳定:随着社会接触的增多,青年人逐渐产生了大量的内心体验,使其情绪、情感不断丰富、分化,表现出敏感又不够稳定的特征,对人、事物的反应有明显的多样性。

(4)人格逐渐形成:青年期人格总体变化不大,但随年龄增长人格表现得越来越成熟。

(5)心理不断成熟:随着年龄的增长,个体在与异性接触的过程中,不断修正完善自己的性观念,对性问题有了逐步系统稳定的认识和态度,性观念基本成熟,性心理发育成熟。

(6)职业选择问题:青年期处于择业的关键期,他们在择业过程中往往表现出一些共同的心理变化特点。主要表现:①理想与现实的矛盾;②情感矛盾;③自我评价矛盾;④意志的摆动。

3. 生理与心理发育的影响因素及其心理卫生问题

(1)生理与心理发育的影响因素:①营养因素;②锻炼因素;③疾病因素;④季节与气候;⑤环境污染;⑥家庭因素;⑦社会因素。

(2)青年期常见的心理卫生问题:①厌学;②学习疲劳;③考试焦虑。

（二）中年期

成年期是从25～60岁人生跨度最长的时期,成年期又可分为成年早期(25～35岁)、成年中期(35～50岁)及成年后期(50～60岁)。世界卫生组织(WHO)1991年提出关于划分年龄分期的标准,中年期一般指45～60岁。

1. 生理变化特点　进入中年期机体的各个组织、器官、系统的生理功能便开始走向衰退。

一般认为,30岁以后的个体,其生理功能的衰退平均每年以1%左右的速度递增。由于组织器官的功能开始衰退,各类疾病发生的危险性亦增高。

2. 心理变化特征　中年期是个体心理能力最成熟的时期,但是,心理能力的状况也因人而异,主要又与个体的个性心理、如理想、信念、世界观、人生观和性格等因素有关。只有积极进取、正确认识社会与自我,不断勇于探索和不畏艰险者,才能保持心理上的青春活力。

3. 中年期的家庭生活与职业适应

(1)中年人的家庭生活:中年人完整婚姻占大多数,面临婚姻关系的变化,亲子间的关系的变化,照顾老年人,在经济上要承担责任,同时在心理上也要承担一定的压力。

(2)中年期的职业适应:人到中年,择业基本完成,绝大部分个体,尤其是男性个体,都有了自己的职业,倒是对职业是否适应,却有着不同的表现,且有不同的影响因素。

4. 中年期生理与心理变化的影响因素

(1)心理因素:出现更年期综合征,表现为情绪的变化,如焦虑、抑郁、烦躁等以及阵发性潮湿、出汗、心烦为主的自主神经功能紊乱的症状。

(2)心理压力超负荷:经常感到精力不足,心理性疲劳非常多见。

(3)社会事件:主要是父母死亡、晋升、工作量增加及人际关系较为紧张,人际关系包括上下级关系的处理、朋友关系的亲疏,长辈的关心照顾等。

(4)婚姻问题:婚姻的变化会成为影响中年人心理健康的重要因素。

(5)亲子关系的处理:父母希望后代超过自己,希望未酬之志由子女实现。

(6)其他:上下级关系的处理、朋友关系亲疏、长辈的关心照顾等。

5. 中年期常见的异常表现

(1)更年期综合征:女性更年期是指妇女绝经前后的一段时期,即性腺功能开始衰退直至完全消失的时期,持续时间因人而异,一般为8~12年,多数发生在45~55岁之间,平均年龄是47岁;男性更年期虽然没有女性那样以绝经为明显标志,但在50岁左右。

(2)心理疲劳:所谓中年人心理疲劳是指中年人的心理活动过激或不足,使神经系统紧张程度过高或长时间从事单调、厌烦的工作而引起疲劳。

(三)老年期

我国通常将60岁以后时期确定为老年期,随着人口的老龄化,老年疾病发病率的增高,致残率明显上升,以及老年人对生活质量的要求提高,老年期人口的康复医疗需求越来越高。

1. 生理变化特点　头发由黑变白或脱落,颜面部位皱纹增多,皮肤松弛及色素沉着,眼睑下垂,耳聋眼花,牙齿脱落,脊柱弯曲,步态缓慢,反应迟钝等,各系统器官的衰老,许多重要酶的活力减弱,代谢缓慢,储备能力下降,以及某种微量元素的缺乏或过高等,导致其生理功能的改变。

2. 心理社会特征

(1)情绪变化:①由于衰老、疾病、家庭结构的变化及社会角色的转换等方面的原因,常常表现为情绪体验强烈而持久;②易产生消极情绪,如失落感、孤独、抑郁、悲伤等。

(2)记忆力减退:老年人记忆力的特点:①初级记忆保持较好,次级记忆减退较多;②回忆能力衰退明显,再认能力衰退不明显;③有意记忆处于主导地位,无意记忆则应用很少;④机械记忆明显衰退,意义记忆保持较好;⑤老年人的远事记忆较好,近事记忆衰退。

(3)思维衰退:老人期的思维呈衰退趋势,突出表现:①老年人思维的自我中心化,主要表现在老年人坚持己见,具有很大的主观性,而不能从他人和客观的观点去全面地分析问题;②老年人在考虑问题时深思熟虑,但又缺乏信心;③老年人思维的灵活性较差,想象力弱,但又没有较大的平衡性。另外,老年人思维转换较困难。

(4)智力改变:健康成年人后天的知识、文化及经验的积累有关的知识不随年龄增加而减退,有的甚至还有所提高。直到70岁或80岁以后才出现减退,且减退速度较缓慢。

(5)人格改变:老年期的人格特征主要表现:①稳定、成熟、可塑性小,是老年期人格的主要特点;②自尊心强、衰老感及希望作出贡献传于后世;③老年期人格的消极因素主要是自我中心,猜疑多虑,刻板性强,不容易听取反面意见等。

(6)人际关系:老年期角色发生较大的变化,尤其是在退休之后,其人际关系范围和内容的改变直接影响到老年人的生活及身心健康、心理气氛和行为表现。

(7)老年人心理变化的主要特点:老年人由于衰老的影响及外界环境的改变,在思想、情绪、生活习惯和人际关系等方面,往往不能迅速而产生不同程度的种种心理变化,但不同年龄段,其心理变化有着不同的规律特点。

3. 老年期心理变化的影响因素及常见疾病

(1)老年期心理变化的影响因素:①社会角色的改变,地位的更迭;②经济供给与社会保障;③老年夫妻关系问题及再婚;④生活应激事件。

(2)老年期的常见疾病:①老年骨质疏松症;②老年性颈椎病;③老年性痴呆。

二、疑 难 解 析

1. 青年期、中年期及老年期的年龄划分　青年期,年龄大致是18～25岁,标志着生理功能发育已处于完全成熟的阶段。成年期是从25～60岁人生跨度最长的时期,成年期又可分为成年早期(25～35岁)、成年中期(35～50岁)及成年后期(50～60岁)。各国对老年期的划分有所不同,我国通常将60岁以后时期确定为老年期。

2. 更年期综合征　女性更年期是指妇女绝经前后的一段时期,即性腺功能开始衰退直至完全消失的时期,持续时间因人而异,一般为8～12年,多数发生在45～55岁之间,平均年龄是47岁;男性更年期在50岁左右。

三、习　　题

(一) 单选题

1. 青年人的认知发育核心(　　)

    A. 思维　　　　　B. 记忆　　　　　C. 观察　　　　　D. 个性　　　　　E. 气质

2. 一般认为,30岁以后的个体,其生理功能的衰退平均每年以多少的速度递增(　　)

    A. 5%　　　　　B. 1%　　　　　C. 8%　　　　　D. 10%　　　　　E. 30%

3. 关于中年期的生理变化特点,不正确的叙述(　　)

    A. 肺活量变小　　　　　　　　　　B. 胃酸、胃蛋白酶的分泌减少

    C. 脂质代谢功能降低　　　　　　　D. 免疫系统功能整体水平下降

    E. 视听能力变化不明显

4. 关于中年期心理变化特征,不正确的叙述(　　)

    A. 智力明显的上升或下降　　　　　B. 情绪稳定,心理平衡

    C. 意志坚定,自我意识明确　　　　D. 个性成熟,特点鲜明

    E. 中年期是一生中价值体验的低谷期

5. 多数女性更年期发生时期(　　)

    A. 35～40岁　　　　　B. 40～45岁　　　　　C. 45～55岁

    D. 55～60岁　　　　　E. 60～65岁

6. 关于老年期呼吸系统的变化,不正确的叙述(　　)

A. 老年人鼻黏膜变薄,萎缩　　　　　　　　　B. 老年人肺萎缩

C. 老年人胸廓改变,肺脏的老化　　　　　　　D. 老年人咳嗽无力

E. 老年人肺顺应性降低

7. 老年人唾液分泌减少,每日分泌量约为(　　　)

A. 150~300ml　　　　　B. 350~500ml　　　　　　C. 500~650ml

D. 650~800ml　　　　　E. 800~1000ml

8. 关于老年期消化系统的变化,不正确的叙述(　　　)

A. 老年人牙列变松,牙齿松动　　　　　　　　B. 食管黏膜逐渐萎缩

C. 消化能力下降　　　　　　　　　　　　　　D. 胰淀粉酶和胰蛋白质酶分泌减少

E. 肝脏实质细胞减少、变性

9. 关于老年期内分泌系统的变化,不正确的叙述(　　　)

A. 老年人的泌尿量白天高于晚上　　　　　　　B. 老年人血中甲状腺素减少

C. 随着年龄增长,下丘脑和垂体重量减轻　　　D. 老年人血清醛固酮水平下降

E. 老年人血中胰岛素水平降低

10. 关于老年人记忆力,正确的叙述(　　　)

A. 老年人初级记忆保持较差,次级记忆减退较少

B. 有意记忆应用很少,无意识记忆处于主导地位

C. 老年人的远事记忆较好,近事记忆衰退

D. 回忆能力衰退不明显

E. 再认能力衰退明显

11. 世界卫生组织于 1991 年提出关于划分年龄分期的标准,中年期一般指哪一年龄段的(　　　)

A. 25~35 岁　　　　　　B. 35~45 岁　　　　　　C. 45~60 岁

D. 18~25 岁　　　　　　E. 60 岁以上

(二)多选题

12. 成人期包括(　　　)

A. 青年期　　　　　　　B. 成年期　　　　　　　C. 青春期

D. 学龄期　　　　　　　E. 老年期

13. 青年期学习疲劳主要表现(　　　)

A. 注意力不集中　　　　B. 思维迟钝　　　　　　C. 记忆减退

D. 情绪波动　　　　　　E. 学习效率低

14. 中年期心理疲劳的表现(　　　)

A. 注意力不易集中　　　B. 思维迟缓　　　　　　C. 情绪低落

D. 评议功能差　　　　　E. 体力不支

15. 老年人脑萎缩见于(　　　)

A. 小脑 Purkinge 细胞　　B. 颞上回　　　　　　　C. 外展神经核

D. 额上回　　　　　　　E. 下橄榄核

16. 老年性痴呆的临床主要表现(　　　)

A. 记忆力障碍　　　　　B. 认知障碍　　　　　　C. 言语障碍

D. 定向障碍　　　　　　E. 人格和行为改变

17. 老年骨质疏松症临床主要表现(　　　)

A. 腰痛　　　　　　　　B. 记忆力减退　　　　　C. 双上肢运动笨拙

D. 肌无力　　　　　　　E. 定向障碍

（三）简答题

1. 简述青年期生理与心理发育的影响因素。

2. 简述中年期职业适应的表现。

3. 简述老年期人格特征的主要表现。

（李真岚）

选择题参考答案

第一章　1. A　2. C　3. D　4. C　5. A　6. C　7. D　8. A　9. B　10. D　11. ABCDE
12. ABCDE　13. ABCDE　14. ABCD　15. ABCDE　16. ABD

第二章　1. C　2. E　3. D　4. B　5. D　6. E　7. ABCD　8. ABDE

第三章　1. E　2. A　3. A　4. D　5. B　6. B　7. A　8. A　9. B　10. C　11. D　12. A
13. A　14. C　15. C　16. ACDE　17. BCD

第四章　1. D　2. B　3. B　4. D　5. ABCD　6. C　7. B　8. ABD　9. C　10. D　11. A

第五章　1. C　2. D　3. D　4. E　5. C　6. A　7. D　8. D　9. C　10. D　11. ABCDE
12. ABDE　13. ABCDE

第六章　1. A　2. C　3. A　4. A　5. A　6. A　7. C

第七章　1. B　2. A　3. E　4. E　5. B　6. C　7. B　8. B　9. E　10. A　11. ACDE
12. ABE　13. ABD　14. ABCE　15. ABE

第八章　1. B　2. A　3. B　4. A　5. C　6. A　7. A　8. D　9. A　10. E　11. DE
12. ADE

第九章　1. C　2. E　3. C　4. B　5. E　6. C　7. E　8. C　9. B　10. E　11. C　12. B
13. ABDE　14. ABCDE　15. ABC　16. ABDE　17. ABD　18. AB　19. AB　20. AB
21. ADE　22. BDE

第十章　1. A　2. A　3. D　4. A　5. E　6. E　7. B　8. C　9. D　10. B　11. AB
12. ABC　13. ABCDE　14. ABCD　15. BCE

第十一章　1. B　2. D　3. B　4. C　5. A　6. C　7. D　8. B　9. B　10. D　11. A
12. D　13. B　14. ABC　15. ABC　16. BCD　17. ABCDE　18. ABD　19. ABCE
20. ABCDE

第十二章　1. E　2. C　3. D　4. A　5. A　6. A　7. C　8. B　9. D　10. A　11. C
12. E　13. B　14. B　15. ABE　16. ABCDE　17. BCE

第十三章　1. A　2. A　3. B　4. D　5. A　6. D　7. E　8. D　9. C　10. E　11. ABCD
12. ACDE　13. ABCDE　14. AC　15. ABD　16. ABCD

第十四章　1. C　2. B　3. D　4. C　5. D　6. D　7. B　8. A　9. B　10. B　11. ACD
12. BCD　13. ABCD　14. BCD　15. ABC　16. ABE　17. BCD　18. ADE
19. ABCDE　20. ABCD

第十五章　1. A　2. B　3. E　4. E　5. C　6. E　7. B　8. D　9. A　10. C　11. C
12. ABE　13. ABCDE　14. ABCDE　15. ABD　16. ABCDE　17. AD